国家自然科学基金项目(61976217)
中央高校基本科研业务费项目(2019XKQYMS87)
徐州市科技项目(KC21193)

面向医学图像处理的脉冲耦合神经网络研究

许新征 著

中国矿业大学出版社

·徐州·

图书在版编目(CIP)数据

面向医学图像处理的脉冲耦合神经网络研究/许新征著. —徐州:中国矿业大学出版社,2021.10

ISBN 978 - 7 - 5646 - 5185 - 5

Ⅰ. ①面… Ⅱ. ①许… Ⅲ. ①人工神经网络—医学摄影—图像处理—研究 Ⅳ. ①R445

中国版本图书馆 CIP 数据核字(2021)第 221304 号

书　　名	面向医学图像处理的脉冲耦合神经网络研究
著　　者	许新征
责任编辑	仓小金
出版发行	中国矿业大学出版社有限责任公司
	(江苏省徐州市解放南路　邮编 221008)
营销热线	(0516)83885370　83884103
出版服务	(0516)83995789　83884920
网　　址	http://www.cumtp.com　E-mail:cumtpvip@cumtp.com
印　　刷	徐州中矿大印发科技有限公司
开　　本	787 mm×1092 mm　1/16　印张 8　字数 205 千字
版次印次	2021 年 10 月第 1 版　2021 年 10 月第 1 次印刷
定　　价	32.00 元

(图书出现印装质量问题,本社负责调换)

前　言

　　起源于脑科学的脉冲耦合神经网络是一种基于脉冲编码的简化神经网络模型,由于其强大的生物学背景,决定了它在图像处理方面天生的优越性。在医疗行业,医学图像处理和分析是一个关键的环节,它为医疗诊断、医学培训、医学教学以及临床外科手术等提供了数字实现手段,具有不可估量的价值。本书的主要工作是提出了几种基于传统脉冲神经网络的改进模型及其算法,并通过实验验证了网络结构及其学习算法的有效性。

　　全书共五章,主要内容包括:

　　第 1 章:绪论,介绍了在医学处理领域,医学图像分割、医学图像配准、医学图像融合的相关概念及研究意义简述,并且详细阐述了本书的研究重点。

　　第 2 章:PCNN 概述,介绍了脉冲耦合神经网络研究现状和基本概念,脉冲耦合神经网络的改进模型在医学图像分割、医学图像配准、医学图像处理融合的应用以及存在的问题,脉冲耦合神经网络点火机制与功能特性、参数优化算法,基本特征等。

　　第 3 章:医学图像分割,介绍了采用 2D-PCNN、Canny 算子、loG 算子、分水岭和 Otsu 算法对医学图像进行分割实验,进行了 MR 和 CT 图像的仿真,在传统 PCNN 的基础上提出改进的 3D-PCNN 模型,并进行了三维 MR 和三维 CT 医学图像的分割。

　　第 4 章:医学图像配准,介绍了基于自适应 PCNN 和互信息的 2D-2D 医学图像配准方法,并在此基础上,扩展为 3D-PCNN 模型,通过实验验证具体的可行性。

　　第 5 章:医学图像融合,分别介绍了基于自适应脉冲耦合神经网络的 MDE-PCNN 算法进一步提出了基于 QPSO 算法的 PCNN 算法以及基于 Shear-let 算法的图像融合算法。

目　　录

第 1 章　绪　　论

　　脉冲耦合神经网络被称为第三代人工神经网络,是一种与传统人工神经网络不同的新型神经网络模型。20 世纪 90 年代,Eckhorn 等从对猫的视觉皮层神经元脉冲串同步振荡现象的研究中得到了哺乳动物神经元模型,进一步发展成为脉冲耦合神经网络(Pulse-Coupled Neural Network,简称 PCNN)。脉冲耦合神经网络与传统的人工神经网络模型相比较,因其具有动态神经元、时空总和特性、波的自动传播、同步脉冲发放等特性而备受关注,正是由于这些特性,使得脉冲耦合神经网络的研究较传统人工神经网络向前跨进一步。目前,脉冲耦合神经网络主要应用到图像处理、图像识别、通讯、人工生命等领域。用脉冲耦合神经网络进行图像处理时,PCNN 是单层神经网络模型,不需要训练就能实现图像分割、图像配准和图像融合等处理,应用到医学图像处理中非常合适。

1.1　医学图像分割概述

1.1.1　医学图像分割概念

　　医学图像,即 CT、正电子放射层析成像技术(PET)、单光子辐射断层摄像(SPECT)、MRI、超声(Ultras)以及其他医学图像设备所获得的图像。医学图像具有成像复杂、干扰繁多、个体多样性等特点,因此,医学图像处理至今仍是一个难点。对于整个医学图像处理流程来说,医学图像分割是其中的一个中间步骤。医学图像分割的基础是基于图像中的一些基本特性的不同对具有不同含义的相关区域进行划分,包括灰度、颜色、对比度、形状、纹理等,相关的特征在相同区域会呈现出一致或者相似的特性,在不同区域会呈现出明显的不一致,也就是图像在相关区域的边界上有不连续。在这些图像中,对于医疗诊断中有价值的有用区域称之为感兴趣区域,而其他区域可以忽略为非感兴趣区域,对这些图像中的感兴趣的区域进行识别和分析的前提是对这些区域进行分离工作,这是为医学提供定量、定性分析的基础,同时也是三维可视化的基础。

　　图像分割中,区域是像素相互之间连接的最小单位。以连通性为划分标准,这一最小单位又可分为四连通区域和八连通区域。以连通性为考量标准,定义是指在某个区域中的任何两个像素之间都能找到完全由这个区域的元素构成的连通路径。所谓四连通是指在四个边或四个角存在与周围像素的连通性;而八连通指的是所有的四个边和四个角全部与周围像素相连。

　　采用数学方法的集合思想对这一图像分割处理,可表述为:利用约束条件 $C_i(i=1,2,\cdots)$,对目标医学图像 I 进行相似性约束,用计算其划分的方式来进行对图像 I 的分割,公式表示为：

$$\bigcup_{j=1}^{N} R_j = I, R_j \bigcap R_k = \phi, \forall j \neq k, j, k \in [1, N]$$

式中，R_j 表示在约束条件的筛选下，符合要求的所有连通像素点，也就是所要获得的目标区域；N 表示分割后的区域个数，因此最小值为 2。

从医学图像分割的定义可知，要想进一步研究图像中各个区域的目标和背景，只有先将图像的有关区域分离出来。因此，图像分割是计算机视觉中最重要的关键步骤，对于相关目标识别以及解译等提供了基础的技术支持。分割的结果是否准确可靠对于相关人员对图像分析的后续工作有很大影响。医学图像的分割技术是国内外相关学者关注的重点，但是至今为止，分割仍然存在一些问题：对人类视觉来说，在进行图像分割过程中还使用了一些图像以外的推断和分析，这说明直接对图像进行分割是不准确的，还需要增加先验知识，才能在实际分割时力图达到和人类视觉分割更接近的水平。就现在的研究现状来说，在对医学图像进行分割中缺少通用完备的方法以及相应的评价标准和机制。

1.1.2 医学图像分割重要意义

（1）肿瘤和其他病理的定位

对于病理形态学来说，使用的观察方法是进行定性分析，缺少一个客观标准来定量化分析，图像分析技术则提供了一个准确的标准弥补了病理形态学分析的不足。在肿瘤病理方面，图像分析主要应用于核形态参数的测定，DNA 倍体的测定，显色反应的定量等方面。医学中组织切片图的分割可以使肿瘤的分析及其他病理的定位观察更加准确。

（2）感兴趣区域的提取。

图像分割技术可以用来分析和识别相关的图像，比如将形式和来源不同的相关图像进行图像的配准和融合，定量分析相关组织结构并进行度量，从图像中识别出人体细胞并进行计数，根据图像对人体器官的运动轨迹进行识别和跟踪等，医学图像分割后能够更加准确地对人体各个部分感兴趣区域进行提取。

（3）对医学图像信息处理有着重要的价值。

在远程医疗中，如何在保留重要信息的同时能够进行数据的压缩和传送是非常关键的，这对于提升医学图像传送的速度和效率有重要作用。而且建立相关的图像数据库能够帮助进行相关医学图像的数据检索工作，实现对医学图像的高效存取和查询。

（4）提高诊断技术。

医学图像分割还可以用于三维重建和可视化[6]，这对外科手术的制定和仿真、解剖教学参考及放疗计划中的三维定位有着重大作用，方便医生针对不同的病理情况有效地制定治疗方案。

（5）解剖学结构的研究及组织体积的测量。

使用医学图像分割技术，能够对治疗前后的各类指标进行定量检测和分析[7]，比如分析获得人体器官和相关的组织的大小和尺寸等数据，从而帮助医生更好地进行诊断工作，并能够及时对相关治疗方案进行修改。

1.2 医学图像配准概述

1.2.1 医学图像配准概念

图像配准实际上是两幅图像在空间和灰度上的一种映射,其实质就是找到一组空间几何变换使得其中一幅图像上的所有像素点都可以由另一幅图像经过该变换得到。设两幅二维图像 R 和 F,两幅图像中 (x,y) 点处对应的灰度值分别用 $R(x,y)$ 和 $F(x,y)$ 表示,在图像配准中,我们通常把固定空间位置不变的图像称为参考图像,另一幅以参考图像为标准需要不断进行空间变换与插值的图像称为浮动图像。若定义 R 为参考图像,F 为浮动图像,那么这两幅图像 R 和 F 之间的映射关系可以表示为[156]:

$$R(x,y) = F(T(x,y)) \tag{1-1}$$

其中,T 表示一个二维空间几何变换函数,图像配准的最终任务就是要找到最优的空间几何变换函数 T,使浮动图像 F 经过 T 变换后和参考图像 R 达到最佳空间位置匹配。因此医学图像配准可定义为寻找一组最佳几何变换 T_t,使 $S(R(x,y),F(T_t(x,y)))$ 取得最大值,如式(1-2)所示。

$$T_t^* = \mathrm{argmax} S(R(x,y),F(T_t(x,y))) \tag{1-2}$$

其中,t 表示变换 T 的控制参数;S 表示目标函数,一般用相似性度量来表示,用来衡量两幅图像匹配相似度。医学图像配准的示意图如图 1-1 所示。

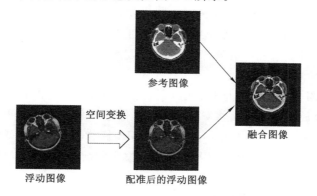

图 1-1 医学图像配准示意图

1.2.2 医学图像配准重要意义

(1)提高医学诊断水平

不同的医学成像方式,常常包含不同的信息,并且这些信息可能是互补的,如 MR/CT 等解剖结构图像可以提供非常清晰的解剖结构信息,而像 PET、SPECT 等功能结构图像却能提供很好代谢的信息和脏器的功能,不同模态影像各有各的优势。临床医学需要对不同影像进行处理,为便于观察和分析,需要将两种不同模态的图像信息融合起来,从而获取更多图像信息。医学图像融合对临床医学具有如此重要的作用,而融合有一个必要前提,那就是图像配准,并且配准对医学图像融合有着关键性的作用,对临床诊断有着重要意义。

(2)进行病灶分析,研究时间序列图像生长规律

除了不同模态的图像配准,同种模态的医学图像配准具有重要的临床应用意义。临床

诊断根据相同的成像设备在不同的时间去跟踪分析在轨道状态的变化,分析病情变化,以及治疗效果评价。通常,不同的病灶在不同的时期以及不同的生长部位都具有不同的生长规律,欲对疾病进行诊断和治疗,需要对这些不同部位不同时期的生长规律进行分析、研究。欲研究其生长规律,通常需要采集同一病人不同时期的图像(一般选择 CT 或 MR 影像),然后对几组不同影像进行几何空间上的对齐,即图像配准。最后,对病灶的变化进行分析,同时,也可分析手术前的图像和手术后的图像之间的不同,对治疗效果进行评价,进而采取相应的措施进行下一步的治疗计划。

(3)脑功能分析

核磁共振成像(MR)可以对人脑进行功能定位分析,并且对人脑完全无创伤,对人体无辐射。通常,为了研究大脑功能,在 MRI 实验中,需要对不同年龄。性别的人脑进行扫描,获取更多具有统计意义的实验结果,需要反复进行对比实验,获取不同的时间序列。然而,由于身体的不同部位,以及呼吸等生理活动,因而导致成像过程中所获得的图像,在空间位置上发生一定的变动,会对脑功能分析造成一定的影像,所以,有必要对不同时间序列的MR 影像进行配准。并且,心理学研究基础中欲观察大脑受到某一刺激时某些区域的变化情况,也需要对多种形态的核磁共振图像时间序列进行稽核空间的对齐然后进行研究、对比、分析。

(4)三维重建,引导外科手术

由于计算机技术的发展,计算机已经成为外科手术的一种强有力的辅助手段,在外科诊断中可以应用医学影像制定手术前的计划,同时还可以在手术中进行导航。手术前,利用MR 及 CT 扫描图像,获取图像病变位置,对不同图像进行空间配准,并利用三维建模技术,生成三维模型,对外科手术进行引导。因此,图像配准这一关键步骤,为此提供了保障。

(5)进行放射性治疗

利用放射性来阻止癌细胞的增长,在放射性治疗过程中,通常利用 MR 图像来描述肿瘤,利用 CT 来计算放射性计量。将 CT 和 MR 影像进行配准并融合可以指定放射性计划,也可以用来进行评估。将同一人在不同时刻的 MR 影像进行配准,可以精确判断新生肿瘤,和已经过放射化疗杀死的肿瘤,以及推断潜在发生肿瘤的部位。

1.3　医学图像融合概述

1.3.1　医学图像融合的概念

医学图像融合是指将图像融合技术应用于医学影像,即将来源于不同医学成像设备的医学图像,经过一系列变换处理,得到包含有目标对象更多病理信息的新的医学图像。

随着医学影像学和计算机技术的迅速发展,多种先进的医学成像设备为临床诊断提供了多种模态的医学影像信息,不同模态的医学图像反映了人体脏器和病变组织的不同信息。

CT(Computed Tomography,X 射线计算机断层扫描成像)图像具有较强的空间分辨率和几何特性,对密度差异较大的骨骼成像非常清晰,可以为病灶的定位提供良好的参照,但它对软组织的对比度较低,对病灶本身显示较差。

MRI(Magnetic Resonance Imaging,磁共振成像)图像可清晰反映软组织、气管、血管等的解剖结构,有利于对病灶范围的确定,但它对骨组织几乎不成像,难以对病灶进行准确的定位。

PET(Positron Emission Tomography,正电子发射断层成像)和 SPECT(Singlephoton Emission Computed Tomography,单光子发射断层成像)能得到人体任意断层面的放射性浓度分布,可反映组织器官的代谢水平和血流状况,对肿瘤病变呈现"热点",提供人体的功能信息,但它们的空间分辨率相当差,很难得到精确的解剖结构,也不易分辨组织和器官的边界。

由此可见,不同成像技术对人体同一解剖结构所得到的形态和功能信息是互为差异、互为补充的。而临床诊断中,单一模态的医学图像往往不能提供医生所需要的足够信息。因此,若能将这些互补的信息进行适当的融合,使解剖信息和功能信息有机地结合起来,在一幅图像上同时表达来自多种成像设备的图像信息,将为临床的诊断和治疗提供更加丰富的病理信息,对病灶的定位、质量方案的制定、诊断分析和病理研究都有着极为重要的意义。

1.3.2 医学图像融合重要意义

经过近些年的研究,图像融合技术已开始应用于临床治疗和影像诊断中,并取得了许多令人可喜的成果。

原发癫痫病灶的准确定位一直是困扰医学影像界的一大难题,许多学者利用融合技术对此做了富有成效的探索。例如:Pelizzari 等对癫痫病人的 MRI、PET 图像进行融合处理后,可观察到患者的脑外伤、炎症、硬化症等的变化,还可看到手术及麻醉前后的区别;Lewis 等研究表明,于发作期和发作间期对癫痫患者分别进行 SPECT 检查,将二者的图像相减,再分别于 MRI 图像融合,可使功能损伤的解剖学标记更准确,以 SPECT 所示的局部脑血流对大脑新皮质的癫痫灶准确定位,从而为手术提供重要依据。

将图像融合技术应用于脑颅成像中,可以精确定位颅内病变,提高诊断准确性。由于颅骨的限制与界定,脑组织的形态较为固定,容易获得标志物的准确匹配,因而脑显像是目前图像融合技术中应用最广泛、最主要的领域。例如:Hill 等融合 CT 和 MRI 图像,建立了大脑的三维坐标系统,以辅助脑的定位治疗,其定位精度高于单独从一个图中的定位;Rubinstein 等运用 TC、FDG 脑图像与 MRI 图像融合对脑肿瘤手术或放疗后的变化和复发进行监测,对发现治疗后肿瘤体积大小改变,区别肿瘤坏死与复发部分,均具有极高的诊断价值。

在胸腹部图像融合的应用中,由于胸腹部脏器形状不规则又易受呼吸游动影响,很难做到精确配准,因此这方面的融合报道较少,但也有学者进行了有益的尝试。如:Li 将 MRI 图像融合到三维 PET 代谢图中,显示代谢与解剖信息,在对内脏肿瘤患者的试验中,以不同色彩显示腹部各区域的三维图像;Magnani 等证实,PET/CT 对非小细胞肺癌侵犯纵隔淋巴结的分期诊断中,二者的融合图像比单纯应用 CT 或 PET 更为准确。

在放射治疗的应用中,利用融合图像精确定位照射区与周围正常组织的空间关系,可减少周围正常组织的放射性损伤。Wong 等对轫致辐射 SPECT 和 CT 图像进行三维融合,从而对要进行放射治疗的灌注后肿瘤进行定位,得到良好效果;Pinz 等应用图像融合技术测定用核素标记的单抗治疗淋巴瘤、肺癌和前列腺癌等恶性肿瘤的剂量,可详细确定其放射性分布。

1.4 本书的研究重点

基于脉冲耦合神经网络的图像处理技术在很多方面显示了自己的优势。本书在第二章介绍了 PCNN 的模型、点火机理和功能特性以及常用的参数优化方法,旨在将 PCNN 更好地应用于医学图像处理领域,例如本书主要研究的医学图像分割、医学图像配准和医学图像处理方面。

(1)对于医学图像分割,本书着重从两个方面进行了介绍。首先是基于 2D-PCNN 的医学图像分割。在 PCNN 简化模型的基础上,采用差分进化算法对 PCNN 的参数进行优化,得到一种自适应的脉冲耦合神经网络模型,并对其算法流程进行了详细的说明。采用 PCNN(传统 PCNN)、Canny 算子、loG 算子、分水岭和 Otsu 算法对医学图像进行分割实验,进行了 MR 和 CT 图像的仿真。利用图像信息熵(entropy of information)、方差(variance)、峰值信噪比(PSNR)、互信息(MI)、交叉熵(cross entropy)作为图像质量评价指标来分析各算法的性能,实验证明了本章算法的可行性和有效性。但提出的图像分割评价标准并不算完善。因此在后续工作中,使用更多的评价指标对本章算法的分割结果进行评估。

其次本书简单介绍了传统的 3D-PCNN 模型,并提出了改进后的 3D-PCNN 模型,该模型简化了输入部分,去掉了部分参数,将阈值从指数衰减机制转变为线性衰减机制,使模型变得更加简单,降低了算法的复杂度。确定参数时,使用 PSODE 算法进行优化,PSODE 的自适应特性使得处理操作更加容易,而且相对于人工设定参数,节省了大量的时间。因此,该模型对于不同的图片具有很强的适应性。利用改进的 3D-PCNN 模型进行了三维 MR 和三维 CT 医学图像的分割实验,并与分水岭、Otsu、PSODE-PCNN 和传统 3D-PCNN 算法的分割结果进行了比较分析,利用图像信息熵(Entropy)、方差(Var)、峰值信噪比(PSNR)、互信息(MI)进行图像质量评价,而且比较了不同算法的分割时间,综合结果数据表明:3D-PCNN 算法对于医学图像分割具有很好的效果,在分割时体现出了准确性和高效性。对于三维图像的分割采用 3D-PCNN 模型,而优化参数时使用的是二维优化参数的方法,图像采用的是三维切片。能否将优化算法直接融合到 3D-PCNN 模型中对参数进行优化,并在优化后直接进行医学图像分割是后期研究的重点。

(2)对于医学图像配准,本书着重介绍了以下两个方面。首先研究基于自适应 PCNN 和互信息的 2D-2D 医学图像配准方法,提出了基于蚁群算法的参数自适应 PCNN 模型(ACO-PCNN),并通过在 MR 图像上的分割实验验证了 ACO-PCNN 的有效性。接着,分别介绍了基于自适应 PCNN 的粗配准放的原理及实现步骤,基于互信息的精配准的原理和具体实现,最后分别用 MR 和 CT 影像对该配准方法进行仿真,为了验证其有效性,还用均方根误差和互信息最为评价函数,将本章配准方法和单纯使用互信息配准、SIFT 配准方法进行对比。实验验证了本章方法的有效性。由于采用了 PCNN 各次迭代的点火集群的几何重心作为特征点,因此这种配准方法只适用于非结构对称图像,因为结构体对称图像在平移旋转过程中几何重心保持不变。接下来的工作将考虑采用 PCNN 来提取图像特征根据提取的特征进行特征匹配,实现图像配准,不仅适用于结构堆成图像,还适用于多模态的医学图像。采用的变换方式为刚体变换,虽然头脑图像基本上值发生刚体变换,但是有时也会有非刚体变换,如仿射变换、投影变换等。因此,还需要对这些非刚体变换作进一步的研究。

其次研究基于 3D-PCNN 的 3D-3D 医学图像配准方法。在 PCNN 神经元的基础上将传统 PCNN(2D-PCNN)模型扩展为 3D-PCNN 模型，3D-PCNN 模型可以直接接受三维图像输入，其输出也是三维数据，3D-PCNN 模型点火集群同样具有平移、旋转、尺度缩放、扭曲和输出信号强度的不变性。考虑到三维图像处理的复杂性，三维图像一般都是由几百幅二维图像切片组成，因此本章采用简化了的 3D-PCNN 模型，并用线性衰减阈值代替了指数衰减阈值，减少了计算复杂度，节约了时间。除此之外，为了自适应地确定参数，从三维图像切片中随机选择一幅切片图像，采用 2D-PCNN 参数优化方法计算出 PCNN 参数值，并将此作为 3D-PCNN 参数值。最后，采用基于自适应 2D-PCNN 和互信息的 2D-2D 医学图像配准方法类似原理完成基于 3D-PCNN 和互信息的 3D-3D 医学图像配准。

（3）对于医学图像处理融合，本书主要从三个方面进行了介绍。通过对简化模型的行为和图像处理原理的分析，进一步了解 PCNN 模型。提出了一种自适应脉冲耦合神经网络，并且对其进行了介绍。在简化的脉冲耦合神经网络的基础上，利用粒子群算法(PSO)和差分进化算法(DE)的特点，对脉冲耦合神经网络进行了优化，使其能够对不同的处理图片进行自适应参数设定。介绍了其相关算法的基础知识，并且对该算法的实现过程进行了详细的说明。对自适应脉冲耦合神经网络在图像融合中的应用进行了演示。书中通过对标准图像库中图像和医学图像的融合对自适应脉冲耦合神经网络的性能进行了展示，并且与传统的脉冲耦合神经网络的处理效果进行了比较。

其次，提出了一种利用量子粒子群优化算法优化的自适应脉冲耦合神经网络(PCNN)融合多模态医学图像的方法。在该融合模型中，首先分别用量子粒子群-PCNN 模型对两幅原图像进行处理。为了提高量子粒子群算法的效率和质量，选择图像熵、平均梯度和空间频率作为混合适应度函数。然后，融合模型的输出由判断因子根据两幅原图像的发射图得到，这两幅原图像可能是图像 A 的像素值，也可能是图像 B 的像素值，也可能是它们的折中。根据融合模型的输出，得到融合图像。最后，我们使用五对多模态医学图像作为实验数据，对所提出的方法进行了测试和验证。此外，互信息、结构相似度、图像熵等。用来判断不同方法的性能。实验结果表明，该方法具有较好的性能。

最后研究了 Shearlet 理论的基本知识。通过对连续剪切波和离散剪切波的详细介绍，得出剪切波在图像处理研究领域具有独特的优势，然后具体介绍了基于 Shearlet 变换的图像融合方法步骤，分析比较了 Shearlet 变换以及其他方法在图像融合中的优缺点。提出基于 Shearlet 变换和 PCNN 的图像融合方法，对该方法的整体思想和具体实现步骤进行了详细说明，并对其在图像融合中的应用进行了演示。书中通过对标准图像库中图像和医学图像的融合对基于 Shearlet 和 PCNN 的图像融合方法的性能进行了展示，并且与传统小波变换、拉普拉斯金字塔变换以及 PCNN 方法和 Shearlet 变换的处理效果进行了比较。

第2章 脉冲耦合神经网络概述

20世纪90年代Eckhorn及其同事在对猫的大脑皮层研究时发现,其大脑视觉皮层中表现出了同步脉冲发放特性,Eckhorn对这个现象进行了分析和模拟,并提出了基于此现象的神经元连接模型。通过对此模型进行修改和变换,获得了脉冲耦合神经网络模型[61] (Pulse Coupled Neural Networks,PCNN)。PCNN是由变阈值非线性动态神经元构成,分为三部分:接收、调制以及脉冲产生域。与传统的图像分割方法相比,基于PCNN的图像分割技术在很多方面显示了自己的优势,这一方法以神经元连接强度作为操控对象能够达到对图像形成多层次分割的目的。这一方法能够实现在从连接强度增加时获得图像的轮廓,在连接强度减少时获得图像的相关细节特征,并且PCNN进行图像分割不用预先选择处理的范围,它完全依赖于图像的本身属性。

2.1 脉冲耦合神经网络的研究现状

以生物为基础的脉冲耦合神经网络动态行为的研究是通过对猫大脑视觉皮层中同步脉冲发放所获得的实验观察结果开始的。

1990年Eckhorn提出了展示这种同步脉冲发放现象的连接模型。在对猴子的大脑皮层所进行的试验中,也得到了相似的试验结果[35]。通过Johnson、Padgett、Rangannath等人的研究,先后对Eckhorn提出的模型进行变形,就得到了PCNN模型[36]。Johnson和Padgett[37]从仅有两个神经元的简单网络入手,给出了输入信号的耦合关系,甚至如此简单的两个神经元就能够给出一个将信息编码成时间信号的方法。Johnson指出弱连接对图像的处理结果具有很好的尺度不变性、旋转不变性、信号强度不变性和信号扭曲不变性,同时保留了图像本身的特征。1998年Eugene.M和Lzhikevich[38]在一个较为严格的数学框架下加以研究分析PCNN模型,证明了实际的生物细胞模型与PCNN模型是一致的,所不同的只是变量的坐标,并给出了分析神经动力学的新方法。它将神经元映射成基于相位的模型,指出脉冲频率有时也不携带信息,只是传输通道的一种标识字,而携带信息的是相位调制,这是一个崭新的概念,其应用将远远超出神经网络领域,对于通信路由选择及并行计算机的构造都具有指导意义。1999年,PCNN专刊在IEEE的神经网络会刊上发行。2000年Kistler和Leo同时提出了一种便于对两个相邻神经元点火特性的相关性进行分析的神经元模型,其中蕴含了神经元脉冲发放的概率机制,并指出在生物上合理的特定假设下,两个邻接的神经元其点火时间链均可以用一个非均匀的过程来描述。2004年U. Ekbla和J. M. Kinser[39]提出交叉皮层模型(Intersecting CorticalModel,ICM),降低了计算复杂度,提高了图像处理的速度。2011 年,Chacon,MarioI. 将 PCNN 应用于纹理图像的分割,采用 PCNN—FCM 的方法实现纹理分割的聚类,提高了对纹理图像分割的整体性能。

2013 年,Adagale,S. S. 和 Pawar,S. S. 提出了一种 PCNN 和模板匹配相结合的分割算法,在医学图像领域对红细胞图像进行分割研究。

随着研究的深入,研究人员开始采用三维 PCNN 模型进行医学图像的处理。2007 年 CaoYanpeng,RenfrewA[40] 使用三维 PCNN 进行图像处理时,采用灰度图像,第三维参数是时间,对应图像序列的帧数。2011 年,Nigel Chou 和 Jordan Bai Bingren[41] 利用三维 PCNN 简化模型来分析 CT 和 MRI 切片图像序列中相邻图像帧之间的相关性,实现医学图像分割研究,研究中所采用的数据均为灰度图像,第三维参数是切片位置。

国内研究脉冲耦合神经网络是从 20 世纪 90 年代末开始的。国内研究者对脉冲耦合神经网络模型神经元的内在机理研究较少,主要是将其作为强大的数学工具应用于图像处理的各个领域。兰州大学是研究脉冲耦合神经网络的重要课题组,也是国内最早开展 PCNN 研究的团队之一,课题组对模型参数的优化和模型算法的改进做了较多的研究。例如 PCNN 与传统神经网络在图像处理中的应用研究[42],自适应脉冲耦合神经网络在图像处理中的应用[43],*Applications of Pulse-Coupled Neural Networks*[44],一种基于脉冲耦合神经网络和图像熵的自动图像分割方法[45] 等。北京交通大学陈后金团队也做了很多研究。如改进型脉冲耦合神经网络在图像处理中的动态行为分析[46]。西安电子科技大学张军英团队写了多篇相关论文,如一种改进型脉冲耦合神经网络及其图像分割[47]。

随着研究的不断深入,研究人员提出了各种各样的改进的 PCNN 模型,如基于改进的脉冲耦合神经网络模型的图像分割[48],基于改进型 PCNN 的不规则图像自适应分割算法研究[49] 等。而在 2014 年,李奕、吴小俊[50] 提出了一种新的基于粒子群进化学习自适应双通道的模型算法,克服了经典的双通道脉冲耦合神经网络图像融合方法需要人工交互穷举尝试不同参数来获取较优参数的缺点。2016 年,徐黎明、吕继东提出了一种基于色差分量 R—G 的改进的 PCNN 模型进行图像分割,选用最小交叉熵准则,自适应生成 PCNN 的迭代次数,提升了图像的分割质量。

在国内的研究,也有许多研究者将二维 PCNN 模型扩展到三维模型来进行图像分割。2010 年,施俊[30] 使用三维 PCNN 进行医学图像分割时,所扩展的第三维参数是时间,对应灰度图像序列的帧数。2012 年,唐宁[51] 主要是对二维模型提出了采用常数阈值的更为简化的模型,并将直接扩展到三维空间来实现图像的自适应分割。2015 年,王霞[52] 是通过扩展二维连接系数矩阵到三维,使 PCNN 模型由二维平面扩展到三维空间,以此三维模型来分割彩色图像。

脉冲耦合神经网络作为第三代人工神经网络,是基于猫的视觉系统提出的,处理结果更符合人类的视觉观察。所以,脉冲耦合神经网络在医学图像处理中的应用在未来很长一段时间将会是研究的重点。

2.2　PCNN 模型简介

Eckhorn 神经元模型主要分三个部分:接收域、调制域和脉冲产生域,如图 2-1 所示。在模型中将神经元中的每一个电信号活动看作一个漏电积分器,从输入部分看,分为两部分,一部分是来自上一个神经元的输出,另一部分就是外部刺激 S,对应的就是图像像素的灰度值。

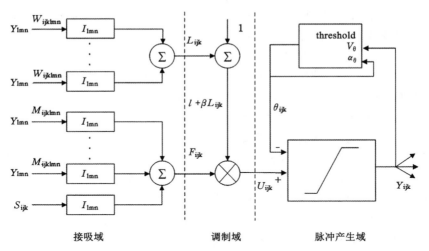

图 2-1 传统 PCNN 神经元模型

PCNN 数学方程描述如公式(2-1)至(2-5)所示:

$$F_{ij}(n) = e^{-\alpha_F} F_{ij}(n-1) + V_F \sum M_{ijkl} Y_{kl}(n-1) + S_{ij} \tag{2-1}$$

$$L_{ij}(n) = e^{-\alpha_L} L_{ij}(n-1) + V_L \sum W_{ijkl} Y_{kl}(n-1) \tag{2-2}$$

$$U_{ij}(n) = F_{ij}(n)(1 + \beta L_{ij}(n)) \tag{2-3}$$

$$\theta_{ij}(n) = e^{-\alpha_\theta} \theta_{ij}(n-1) + V_\theta \sum W_{ijkl} Y_{ij}(n-1) \tag{2-4}$$

$$Y_{ij}(n) = \begin{cases} 1, & U_{ij}(n) \geqslant \theta_{ij}(n) \\ 0, & U_{ij}(n) < \theta_{ij}(n) \end{cases} \tag{2-5}$$

从图中可以看出,神经元同时受其自身的灰度值和与其存在连接的周围神经元的影响。输入有两个通道,反馈输入 F_{ij} 和链接输入 L_{ij} 分别以相对较小、较大的时间常数 α_F、α_L 对神经元某邻域内的其他神经元的输出进行漏电积分加权和,此外,反馈输入 F_{ij} 还接收该神经元的外部刺激 S_{ij}。式中 M、W 为连接权矩阵。神经细胞通过链接输入来调控反馈输入,从而获得内部活动项 $U_{ij}(n)$,$U_{ij}(n)$ 的值确定了该神经元是否进行输出,所以连接器采用乘积耦合形式 $F_{ij}(n)(1 + \beta L_{ij}(n))$ 构成神经元的内部行为,β 为连接系数。神经元点火产生脉冲和动态门限衰减的过程均由脉冲发生器完成,脉冲的产生由内部活动项和动态门限共同决定,动态门限 $\theta_{ij}(n)$ 的值是由阈值漏电积分器决定,对于这一参数来说,它的放大系数为 α_θ,衰减时间常数为 V_θ。当阈值 θ_{ij} 小于 U_{ij} 时,神经元被激活(这时输出 $Y_{ij}=1$),也称之为神经元发生点火,产生脉冲,紧接着由于输出端对阈值的反馈使得 θ_{ij} 突然升高,神经元又被抑制(这时输出 $Y_{ij}=0$),这样,随着迭代次数 n 的增加,就在输出端产生一系列的脉冲信号。

就 Eckhorn 神经元模型来说,整个模型具有以下特点:

(1)输入信号以及周围神经元的综合作用来对该神经元模型的内部活动项进行非线性调制。

（2）这一模型输出二位脉冲序列，其输出值不受信号的强度影响，但其发生频率受内部活动项和阈值漏电积分器的影响。

（3）该模型表现了神经元的非线性特性，其输入域、调制域和阈值控制机制中都含有漏电积分，且漏电积分是呈现指数衰减的。

尽管 Eckhorn 神经元模型很有特色，但是也存在一些困难：输入域和阈值控制域的漏电积分器使得实验过程复杂、困难，而且该神经元模型的参数比较多，人工设定参数值在实际应用中也显得较为复杂。为此，再对 Eckhorn 神经元模型进行改进，就得到了简化的神经元模型，如图 2-2 所示。

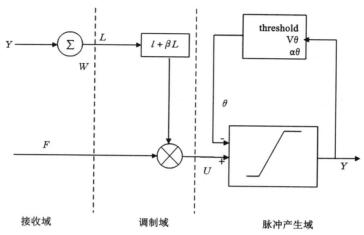

图 2-2　简化的 PCNN 神经元模型

该 PCNN 模型的离散数学迭代方程如下：

$$F_{ij}(n) = S_{ij} \tag{2-6}$$

$$L_{ij}(n) = \sum W_{ijkl} Y_{kl}(n-1) \tag{2-7}$$

$$U_{ij}(n) = F_{ij}(n)(1 + \beta L_{ij}(n)) \tag{2-8}$$

$$\theta_{ij}(n) = e^{-\alpha_\theta} \theta_{ij}(n-1) + V_\theta Y_{ij}(n-1) \tag{2-9}$$

$$Y_{ij}(n) = \begin{cases} 1, U_{ij}(n) \geqslant \theta_{ij}(n) \\ 0, U_{ij}(n) < \theta_{ij}(n) \end{cases} \tag{2-10}$$

上列公式为经典简化公式，内部活动项的连接系数为 β，S_{ij} 为外部刺激，去掉了反馈输入域中的放大系数和时间衰减常数，其中动态门限 θ_{ij} 的放大系数为 V_θ，衰减时间常数为 α_θ，W 为连接权矩阵。

该模型有以下特点：

（1）简化了输入部分，使神经元只接受外部刺激 S_{ij}，即图像的像素灰度值，避免了由于参数设置不当带来的困难，而且减少了运算量。

（2）式（2-7）可以看出各个神经元的结构相等，参数一致，这样就加强了神经元的抗干扰性。

（3）内部链接矩阵 W 是一个方阵，分别为三阶方阵和五阶方阵，阵中数值为中心像素到周围个像素的欧几里得距离的倒数。

2.3　PCNN 点火机理与功能特性

（1）无耦合连接

无耦合连接时，即 $\beta = 0$，此时反馈域中的放大系数 V_F 为 0，整个 PCNN 的运行行为是由各个神经元各自独立运行的组合来决定的。

因此，式（2-1）～（2-5）可简化为

$$F_{ij}(n) = e^{-\alpha_F} F_{ij}(n-1) + S_{ij} \tag{2-11}$$

$$U_{ij}(n) = F_{ij}(n) \tag{2-12}$$

$$Y_{ij}(n) = \begin{cases} 1, U_{ij}(n) \geqslant \theta_{ij}(n) \\ 0, U_{ij}(n) < \theta_{ij}(n) \end{cases} \tag{2-13}$$

$$\theta_{ij}(n) = e^{-\alpha_\theta} \theta_{ij}(n-1) + V_\theta Y_{ij}(n-1) \tag{2-14}$$

反馈输入 F 与动态门限 θ 初值为 0，V_θ 值比较大，假设在 $n = 0$ 时刻，神经元 ij 点火，有

$$U_{ij}(0) = F_{ij}(0) = S_{ij} \tag{2-15}$$

$$Y_{ij}(0) = 1, S_{ij} > 0 \tag{2-16}$$

此时

$$\theta_{ij}(0) = V_\theta \tag{2-17}$$

因为神经元此时的动态门限 V_θ 远大于 S_{ij}，所以 $Y = 0$，动态门限 θ_{ij} 再次从 $n = 1,2,\cdots$ 继续按指数规律衰减，具体有

$$U_{ij}(1) = F_{ij}(1) = e^{-\alpha_F} F_{ij}(0) + S_{ij} = S_{ij}(1 + e^{-\alpha_F}) \ll V_\theta \tag{2-18}$$

$$Y_{ij}(1) = 0 \tag{2-19}$$

把式（2-17）和式（2-19）代入式（2-14）得出

$$\theta_{ij}(1) = e^{-\alpha_\theta} \theta_{ij}(0) + V_\theta Y_{ij}(1) = V_\theta e^{-\alpha_\theta} \tag{2-20}$$

同理，$n = 1,2,\cdots$ 时，可以推出通式

$$U_{ij}(n) = S_{ij}(1 + e^{-\alpha_F} + \cdots + e^{-n\alpha_F}) \tag{2-21}$$

$$Y_{ij}(n) = 0, U_{ij}(n) < \theta_{ij}(n-1) = V_\theta e^{-(n-1)\alpha_\theta} \tag{2-22}$$

$$\theta_{ij}(n) = V_\theta e^{-n\alpha_\theta} \tag{2-23}$$

式（2-23）表示 PCNN 的指数衰减性，在 $n = n_1$ 时刻，如果满足

$$U_{ij}(n_1) < \theta_{ij}(n_1 - 1) = V_\theta e^{-(n_1 - 1)\alpha_\theta} \tag{2-24}$$

$$U_{ij}(n_1) = S_{ij}(1 + e^{-\alpha_F} + \cdots + e^{-n_1\alpha_F}) = S_{ij} \frac{1 - e^{-(n_1+1)\alpha_F}}{1 - e^{-n\alpha_F}} = c S_{ij} \tag{2-25}$$

其中

$$c = \frac{1 - e^{-(n_1+1)\alpha_F}}{1 - e^{-n\alpha_F}} \tag{2-26}$$

神经元恰好在此刻点火，即

$$Y_{ij}(n_1) = 1 \tag{2-27}$$

$$U_{ij}(n_1) = c S_{ij} > V_\theta e^{-(n_1 - 1)\alpha_\theta} \tag{2-28}$$

$$\theta_{ij}(n_1) = V_\theta e^{-(n_1 - 1)\alpha_\theta} + V_\theta \tag{2-29}$$

由（2-28）得

$$U_{ij}(n_1) = V_\theta \, \mathrm{e}^{-(n_1-1)\alpha_\theta} \tag{2-30}$$

有刺激 S_{ij} 而无耦合时

$$n_1 = 1 + \frac{1}{\alpha_\theta}\ln\frac{V_\theta}{U_{ij}} = 1 + \frac{1}{\alpha_\theta}\ln\frac{V_\theta}{c\,S_{ij}} \tag{2-31}$$

此后,由于阈值升高,神经元不会立即点火,直到 $n = n_2$ 时刻,满足

$$U_{ij}(n_2) < \theta_{ij}(n_2 - 1) \tag{2-32}$$

神经元恰好第三次点火,同理可推出

$$n_2 = 1 + n_1 + \frac{1}{\alpha_\theta}\ln\frac{S_{ij} + V_\theta}{U_{ij}} = 1 + \frac{1}{\alpha_\theta}\ln\frac{V_\theta}{c\,S_{ij}} + \frac{1}{\alpha_\theta}\ln\frac{c\,S_{ij} + V_\theta}{c'\,S_{ij}} \tag{2-33}$$

此后,又以式(2-24)～(2-29)的方式进行循环,从而神经元发放周期性的脉冲。

由上述公式分析得出:PCNN 神经元输入脉冲的离散时间为

$$n(m) = 1 + n_1 + m\,n_2 = 1 + \frac{1}{\alpha_\theta}\ln\frac{V_\theta}{c\,S_{ij}} + m\,\frac{1}{\alpha_\theta}\ln\frac{c\,S_{ij} + V_\theta}{c'\,S_{ij}} \tag{2-34}$$

PCNN 的点火周期为

$$T_{ij} = n(m) - n(m-1) = \frac{1}{\alpha_\theta}\ln\frac{c\,S_{ij} + V_\theta}{U_{ij}} = \frac{1}{\alpha_\theta}\ln\frac{c\,S_{ij} + V_\theta}{c'\,S_{ij}} \tag{2-35}$$

式(2-35)表明,神经元点火周期和外部刺激 S_{ij} 成反比,对于不同灰度值的像素来说,其独立点火频率依赖于该像素灰度值。

(2)耦合连接

当 $\beta \neq 0$ 时,在耦合连接存在条件下,神经元的点火受到其他邻域神经元和自身灰度值的影响,这一情况可称为捕捉点火。所谓捕捉点火就是在捕捉范围内的所有神经元周围提前实现点火。换而言之就是空间上距离相近,且亮度值相差不大的神经元在同一时刻进行点火。根据 PCNN 数学模型可以看出,点火范围的大小直接受连接系数和连接区域系数影响,因此在耦合状态下,所谓神经元震荡就是通过 PCNN 集群发放同步脉冲串序列产生的同步脉冲发现现象。

(3)主要特性

由 PCNN 的模型和工作机理可以简单概述其所具有的基本特点,不仅具有同步脉冲发放和非线性调制特性,还有动态脉冲发放以及综合时空特性和自波动特性。神经元在发送脉冲的情况下,使用耦合连接输入 L 来完成对反馈输入 F 的非线性调制而 PCNN 周期性点火的根本原因是动态门限 θ 的变阈值特性。由于各个神经元具有不同的点火周期,因此会在不同时间发送脉冲信号,从而表现出动态脉冲发放的状态。图像分割是 PCNN 的捕获特性与同步脉冲发放特性的很好应用。

2.4　PCNN 的参数优化方法

脉冲耦合神经网络作为第三代人工神经网络,具有优良的功能特性,对图像分割具有独特优势,已被广泛应用于图像处理领域的各个方面。最开始时,PCNN 模型用于分割时的参数需要手工设定,经过反复的试验才能确定其值,而且参数较多,给实际应用造成了很大困难。马义德[62]通过此方法设定了参数,并以最大熵作为迭代终止的条件,进行了图像分割实验,效果较好。但是,人工设置参数的方法并不是很好,当 PCNN 参数设定后,对于每

一个不同类型的图像,其参数值都需要进行反复试验来确定,并没有一组参数值能适应所有的图像分割。

因此,自适应确定 PCNN 的参数值是研究的重点之一。随着智能优化算法的广泛应用,相对于早期的利用 PCNN 特性和点火机理自动确定参数值的方法,越来越多的研究者将智能优化算法应用到 PCNN 参数自适应确定中。此方法对于不同图像,采用一种适应度函数,利用智能优化算法的特点自动搜索最优参数值。

(1)基于遗传算法的参数优化方法。遗传算法具有对参数自动寻优的优势,马义德[63] 利用遗传算法自动确定 PCNN 的参数值,并应用图像分割,以最大熵原则为迭代终止条件,不仅实现了正确的图像分割,而且省去了人工试验确定参数的麻烦,对于不同的图像有较强的适应性,但是遗传算法本身仍需要设定较多的初始条件。

(2)基于粒子群优化算法的参数确定方法。Xu[63] 等提出了基于粒子群优化(PSO)算法的自动确定 PCNN 参数的方法,以互信息作为评价标准,实验证明其性能优于 Otsu 算法。许[64] 还提出了一种基于量子微粒群优化(QPSO)算法进行确定 PCNN 的参数值,该方法利用分割后的图像熵作为适应度函数,在解空间中自动搜索参数的最优解,仿真实验证明了该方法的性能优于 Otsu 算法、遗传算法和 PSO 算法。

(3)基于多目标粒子群优化算法的参数确定方法。王[66] 等提出了一种基于多目标粒子群优化方法来确定 PCNN 参数,该方法将多个参数作为多个需要优化的目标,通过粒子群多目标优化(MOPSO)算法来确定参数的最优值,从而得到多组最优解集,从中选择一组作为最优解,最后通过图像融合实验验证了其算法的有效性。

(4)基于蚁群优化算法的参数确定方法。王[67] 等利用蚁群优化算法对 PCNN 模型参数进行优化,以图像熵为目标函数,进行了图像分割实验仿真,证明了该方法可以实现较好的分割结果。

对于 PCNN 来说,参数的优化算法有很多,包括模拟退火、差分进化等不同的方法。差分进化算法(DE)是一种模拟生物进化的随机模型,是一种群体智能的随机优化算法,该算法通过进行迭代计算从而保留更适合的目标个体。相比进化算法,差分进化算法同样采取全局搜索的方法,采用基于差分的简单变异操作和竞争生存策略,降低了遗传算法的复杂性。另一方面,DE 算法能够通过自身具有的记忆特性来进行动态跟踪,从而根据当下的搜索现状来调整搜索方向,因此具有更好的收敛性和高效性。因此,本章在自适应确定 PCNN 参数时,结合差分进化算法和 PSO 算法来确定其最优值。

2.5　脉冲耦合神经网络的主要特征

较传统的反馈型神经网络,脉冲耦合神经网络更逼近实际生物神经网络,单从神经元本身的构成上来说,就有着鲜明的特色,如内部行为的乘积耦合、变阈值特性、输入的漏电容积分加权求和等,从而使得 PCNN 具备了以下传统反馈型神经网络所不具备的特性:

(1)动态神经元而非静态神经元

在传统的神经网络中,对输入信号进行加权求和,然后直接与阈值相比较。而 PCNN 模型中,与阈值进行比较的是输入信号和突触通道的脉冲响应函数的乘积,其中突触通道的脉冲响应函数是由突触通道的内部漏电电容积分得到的;另外,此模型中神经元的阈值是随时间动态变化的,而不是一个固定的常数,如果神经元点火,则阈值迅速增大,保证神经元不会立刻发生第二次点火,然后门限又按指数规律减小,当低于内部活动项时,再次点火。阈值门限的变化与上一时刻的阈值及神经元当前的输出都存在着相关性。

（2）时空总和特性

传统的神经网络中的神经元的输出函数是个非线性函数,各个输入信号的线性组合经过这个非线性函数处理后作为输出。如果把神经网络的各个输入看作是来自不同空间角度的信息输入,那么传统神经网络只能处理空间信息,而不能处理时间信息。这也是导致传统神经网络能够处理的信号范围很受限制的根本原因。一些时变性很强的信号在传统神经网络中就得不到好的处理效果,例如语音信号处理和语音识别等。

PCNN 网络的神经元与传统神经网络的神经元相比,不仅有输入信号的空间特性,还有时间特性,时间特性是由神经元内部漏电容积分产生的,因此 PCNN 的时空总和特性非常强,从而在运动目标识别、语音信号处理、人工生命、图像分割等领域有着重要而广泛的应用前景。

（3）动态脉冲发放特性

PCNN 神经元动态脉冲发放的根源是神经元的变阈值特性。式（2-8）中的 $U_{ij}(n)$ 是神经元 (i,j) 内部活动项,当 $U_{ij}(n)$ 超过阈值时,神经元 (i,j) 被激活,$Y_{ij}(n)$ 输出高电平 1,这时阈值会急剧增大,使得 $U_{ij}(n)$ 小于阈值,从而神经元 (i,j) 恢复到最初的低电平状态即抑制状态。神经元 (i,j) 的输出在这个过程中完成一个脉冲发放,也称为神经元的点火,其中神经元的抑制由变阈值特性实现,step 函数则实现神经元的激活,正是两者的相互作用使得神经元的输出能够发放脉冲,由于发放出的脉冲的频率和相位均与神经元的输入相关,因此可以把神经元的输出看成是对输入信号的某种频率调制和相位调制,也就是说输入信号的一些特征在输出信号中体现出来,而这种特征对模式分类和模式识别都非常有用。

（4）同步脉冲发放特性

PCNN 是单层神经网络模型,在用此模型进行图像处理等一系列操作时,往往假设 PC-NN 网络中的神经元数目与图像像素个数相同,一个像素对应一个神经元,并且每一个神经元都跟周围某邻域内的神经元相连接,连接权是距离平方的倒数。内部活动项大于阈值时神经元点火,它的输出作为周围神经元的输入,导致周围神经元的点火发生在自然点火之前,这样,对应图像中一大片区域同步点火,这个特性称为以相似性集群产生同步脉冲发放。即灰度值差值小、空间相似性好的像素趋于同时激发。PCNN 的这个特性使得它非常适合应用到图像分割、图像融合、图像中目标的分类等领域中。

（5）波的形成和传播特性

PCNN 网络中一个神经元点火后,阈值的增大使得神经元在点火后的一个时间段内得到抑制,在这个时间段邻域内神经元被该神经元通过连接捕获点火,而邻域内的神经元又会捕获其邻域内的神经元点火,从而由神经元点火产生的输出振动不断地扩散传播,就像是往平静的湖面投入一粒石子,对应位置的液面振动形成波源,并且波以波源为中心向四周扩散传播。以先点火的神经元为波动中心的振动波在 PCNN 网络中传播开来。可见网络中传播波的形成和自动传播特性是与同步脉冲发放特性相对应的。

2.6 小结

脉冲耦合神经网络(PCNN)是第三代神经网络模型的典型代表,其灵感来自对猫的视觉皮层神经元脉冲串同步振荡现象的研究,PCNN神经元模型是对生物的真实神经元的一种简化与近似。由于其生物学特性已经广泛应用于图像处理。本章介绍了脉冲耦合神经网络的研究现状,脉冲耦合神经网络的基本模型,也就是传统的PCNN模型和数学公式描述,并对公式中的变量做了简单的介绍和解释。分析了PCNN的点火机理和功能特性,简单介绍了PCNN的几种参数优化方法,自适应确定PCNN的参数值是研究的重点之一,随着智能优化算法的广泛应用,相对于早期的利用PCNN特性和点火机理自动确定参数值的方法,越来越多的研究者将智能优化算法应用到PCNN参数自适应确定中,此方法对于不同图像,采用一种适应度函数,利用智能优化算法的特点自动搜索最优参数值。最后对脉冲耦合神经网络不同于传统反馈型神经网络的主要特征进行总结。

第 3 章 医学图像分割

随着信息时代的来临,科学技术迅速发展,医学成像技术更是广泛应用在医疗的各个环节,从而精确地获得病人的定量定性数据。医学图像分割是医学图像处理和分析领域的关键技术,为临床医疗和医学研究提供可靠的依据。脉冲耦合神经网络(Pulse coupled neural networks,PCNN)是依据猫的大脑皮层中同步脉冲发放所提出的,在图像处理中具有独特优势。本章利用 PCNN 的点火特性和同步脉冲发放特性,提取图像的相关特征,再利用改进的 PCNN 模型进行 2D 和 3D 医学图像的分割,并对实验结果进行分析评价。

3.1 医学图像分割方法及评估

3.1.1 医学图像分割的方法

从整个医学图像分割技术的历史发展来看,是从人工到半自动,再到计算机全自动分割的一个发展历程。目前在这三种分割方法中普遍认为人工分割的结果最好,但是却存在费时费力的缺点,并且仅仅依靠相关人员的分割经验完成分割工作,缺少相应的评价机制,分割结果难以进行定量评价。和纯人工的方法相比,半自动的分割方法引入了计算机技术,在工作效率上有所提高,但对于精度仍无法从根本上提高,还是取决于操作人员的经验技术,如何高效准确全自动地进行图像分割一直是相关人员关注的研究方向。就医学图像来说,存在图像对比度不高,相关特征变化程度大以及边界不好判定等特点,并且图像结构复杂干扰因素很多,这些问题都使得医学图像在处理和评价标准上进展缓慢。

从大体上来分,医学图像分割技术根据参照目标的不同可分为三大类[53-54]:基于阈值、基于边缘和基于区域的分割方法。从原理上进行概括,使用边界跟踪法能够得到区域的边缘,即轮廓线,使用区域填充法能够获取边缘轮廓围住的区域。但是在实际操作中,由于图像结构的复杂性,很难从区域中获取连续封闭的边缘数据。近年来,在大量学者的研究下,各种分割方法和数学工具在医学图像分割中得到了有效应用,极大地改善了医学图像分割效果。

3.1.2 医学图像分割质量评估

不管采用哪种方法对医学图像进行分割,其分割结果都会产生或多或少的信息丢失,分割结果的好坏直接影响后续工作的进行,对于不同的分割方法,性能也有不同程度的差异,因此,研究和分析图像分割质量的评估方法是很有必要的。图像分割的评价标准一直是图像分割中的一个难题,图像分割评价是为了改进和提高算法性能,同时也指导新的分割技术的研究与发展,医学图像分割的结果评价[59]应具有一般性、定量性和客观性。评价方法应适用于多个分割算法,便于不同算法间的分析比较,方法中不应包含人为因素,并且结果是定量的。当前,许多学者对图像分割评价方法的研究提出了很多,大致分为主观评价和客观评价。

(1) 图像分割结果的主观评价

图像的主观评价以人为观察者,从视觉的角度对图像进行评价,"五星评分法"是图像质量主观评价中最有代表性的评价方法,通过观察者对图像质量进行评分,对其好坏进行评定。

图像质量主观评价容易实现,可以直接反映出图像的直观质量,评价过程中无技术障碍,但是该方法需要的观察者较多,而且受观察者知识背景、观测环境等因素的影响,并且只具有统计上的意义,耗时长,难以实现实时的图像质量评价。

(2) 图像分割结果的客观评价

图像质量的客观评价方法[60]是根据人的视觉系统建立数学模型,通过数学公式计算结果评价图像分割的结果和质量,这样的评价指标能够客观反映图像自身的属性,包含图像信息量的多少,与原图像的关系等。

① 图像的信息熵(entropy):熵是反映图像包含信息量多少的重要指标,熵值越大表明从原图获得的信息量就越大,分割细节越丰富,分割效果也就越好。图像熵计算公式如下:

$$H(p) = -\sum_{i=0}^{L-1} p(i) \log_2 p(i) \tag{3-1}$$

式中 L 表示图像的灰度级,$p(i)$ 表示灰度值为 i 的像素数与总像素之比。

② 方差(variance):图像的方差也称为标准差,标准差提供了对图像灰度均值的离散程度的度量,方差越大代表灰度级越离散且出现的概率趋于相等,分割效果越好。设一幅图像灰度分布 $p = \{p(0), p(1), \cdots, p(a), \cdots, p(L-1)\}$,$p(a)$ 为灰度值为 a 的像素数与总像素的比值,L 为灰度级,则方差计算公式为:

$$V_i = \sqrt{\sum_{a=0}^{L-1} (a - \overline{a})^2 \cdot p(a)} \tag{3-2}$$

其中 $\overline{a}$ 为图像灰度均值,即

$$\overline{a} = \sum_{a=0}^{L-1} a \cdot p(a) \tag{3-3}$$

③ 结构相似度(SSIM):结构相似度可以更好反映图像的结构信息,结构信息主要包括物体结构的相关亮度和对比度,SSIM 值越大,表明结果图像与参考图像越相似。

④ 均方误差(MSE)和峰值信噪比(PSNR):主要反映图像的逼真程度,是一种基于误差敏感度的评价方法。MSE 值越小,PSNR 值越高,图像与参考图像越相似。MSE 计算公式如下:

$$MSE = \frac{1}{M \times N} \sum_{0 \leqslant i < N} \sum_{0 \leqslant j < M} (f_{ij} - f_{ij}')^2 \tag{3-4}$$

其中,M、N 为图像的宽和高;f_{ij}、f_{ij}' 分别为原图像的像素值和参考图像的像素值。PSNR 计算公式如下

$$PSNR = 10 \times \lg \frac{L \times L}{MSE} \tag{3-5}$$

式中 L 为像素最大灰度值,一般采用 255。

⑤ 联合熵(joint entropy,JE):联合熵反映了两个图像之间的联合信息量,联合熵越大,代表图像含有的信息量越大,质量越好。两幅图像 A 和 B 联合熵定义为:

$$H(A,B) = -\sum_{a,b} p_{AB}(a,b) \log_{p_{AB}}(a,b) \tag{3-6}$$

式中,a 表示图像 A 的灰度值;b 表示图像 B 的灰度值;$p_{AB}(a,b)$ 是 A 和 B 的灰度联合概率分布。

⑥ 互信息(MI):图像的互信息表示一幅图像包含另一幅图像的信息量,MI 值越大,表示图像从原图像获取的信息量越多。图像 A 和 B 之间的互信息为:

$$I(A,B) = H(A) + H(B) - H(A,B) \tag{3-7}$$

式中的 $H(A)$ 和 $H(B)$ 分别表示图像 A 和图像 B 的熵,$H(A,B)$ 表示 A 和 B 的联合熵。

⑦ 交叉熵(cross entropy):交叉熵又叫作定向差异,是测量两个分布 P 和 Q 之间的信息理论距离,分割结果图像与原图像的交叉熵越小,说明两者之间的差异性越小,与原图像越相似。交叉熵定义如下:

$$P = \{p_1, p_2, \cdots, p_N\} \tag{3-8}$$

$$Q = \{q_1, q_2, \cdots, q_N\} \tag{3-9}$$

$$D(Q,P) = \sum_i q_i \log_2 \frac{q_i}{p_i} \tag{3-10}$$

3.2　基于 2D-PCNN 的医学图像分割

3.2.1　差分进化算法简介

对于经典简化模型如前文图 3-2 所示,如果手动设置参数并通过实验来确定参数,会消耗大量时间。如果参数设置不当,还会影响结果的准确性。所以,对 PCNN 的参数进行优化是很有必要的。在传统 DE 算法的基础上,本章引入粒子群优化(Particle Swarm Optimization,PSO)算法对其进行改进,得到一种改进的差分进化算法(Particle Swarm Optimization and Differential Evolution,PSODE),利用 PSODE 算法自适应确定参数值。该算法利用 PSO 的原理得到 X_{best}^t 来代替随机选取的值,如公式(3-11)。即在初始计算适应度后,变异操作中所选取的 3 个个体中,随机选取的为 2 个,另一个则为当前种群中的最优个体 X_{best}^t。

$$V_i^t = X_{best}^t + F(X_{r2}^t + X_{r3}^t) \tag{3-11}$$

式中 X_{best}^t 指的是对于当前种群最合适的个体。在初始化参数后,对种群进行评估,在第 t 次反应中选出最佳的个体 X_{best}^t。利用此方法可以提高进化的速度和全局搜索的能力,以保证当前种群个体的最优。

PCNN 作为单层的神经网络,虽然其参数不需要训练,但是较多的参数的设定会给图像的分割带来一定的困难,对于经典简化模型,虽然去掉了不少参数,但是仍需要优化 3 个参数:衰减时间常数 α_θ,阈值幅度系数 V_θ 和连接强度 β。PCNN 参数在自适应确定时,需要通过试验反复来定,这就需要一个适应度函数,本章以图像的信息熵作为目标函数。众所周知,熵反映了图像自身含有的信息量的度量。对于大多数图像而言,不管使用何种分割算法,最后的结果都会减少图像熵值,这个结果说明,进行分割工作中,如果原图具有较大的信息量,在分割过程中能够获得更多的细节信息从而提升分割的效果。我们将这种特性使用到 PCNN 图像分割中,再结合差分进化算法对参数的优化,就得到了一种自适应的 PCNN 分割算法。这种算法是在每次进行循环迭代计算的时候,同时计算二值图像 $Y_{ij}(n)$ 的信息量,也就是即熵值 $H(p)$,计算公式如下

$$H(p) = -p_1 \log_2 p_1 - p_2 \log_2 p_2 \tag{3-12}$$

式中,p_1、p_2 分别表示 PCNN 输出 Y_{ij} 为 1、0 时的概率,并求出使得该熵值 $H(p)$ 最大时的迭代次数 N_{max}。这种情况下,当迭代次数最大的时候,PCNN 输出的 $Y_{ij}(n)$ 所组成的二值图像是在参数一定时的最佳分割效果输出图像。

因此,笔者通过设定一个最大迭代次数 N,在迭代计算 N 次过程中获得的熵最大分割图像即为 PCNN 分割的最佳图像。结合 PSODE 算法,只需设置种群规模 NP,最大进化代数 G_{max} 就可以实现参数优化的自适应 PCNN 图像分割。这样,参数选定的前提下,在解决了图像分割最佳结果需要人为干预的问题的同时,也提高了整体分割效率,实现了 PCNN 的自动分割。

基于 PSODE 的自适应 PCNN 模型算法具体实现如下:

第一步:输入图像并初始化参数。先输入需要分割的图像,然后设定种群规模 NP,交叉概率 CR,交叉因子 F,参数向量维数 D(即需要优化的参数个数),最大进化代数 G_{max},迭代终止函数。在规定的范围内随机初始化种群,设置反应变量 $t=0$。

第二步:评价种群。本章以式(3-12)作为适应度函数,根据此函数计算每个个体的适应度值,同时记录最佳个体 X_{best}^t。

第三步:根据式(3-8)、(3-19)和(3-10)进行变异、交叉和选择操作。

第四步:迭代终止,则输入的值为最佳参数值,进入下一步;

第五步:读取所需分割的图像,设定连接权矩阵 W,α_θ、V_θ 和 β 的值为所优化出的最佳值,设置全局阈值,使神经元点火,进行循环迭代。

第六步:计算内部活动项和阈值,若内部活动项大于阈值,$Y_{ij}(n)=1$,否则 $Y_{ij}(n)=0$。

第七步:计算图像的信息熵,以信息熵最大的为最佳分割图像并输出结果,否则返回第二步,令 $t=t+1$,继续循环迭代,直到输出熵值最大的分割图像。

自适应 PCNN 图像分割流程图如下图 3-1 所示。

在自适应 PCNN 算法中,假定待分割的图像二维矩阵大小为 $P\times Q$,则读取图像的时间复杂度为 $O(PQ)$。假设个体总数目为 N,则 PSODE 初始化过程的时间复杂度为 $O(N)$。算法的迭代次数是 T,则迭代过程(包括个体适应度值的更新,个体位置的更新)的时间复杂度为 $O(PQNT)$。因此,基于 PSODE 的自适应 PCNN 分割过程的时间复杂度为 $O(PQNT)$。

3.2.2 实验结果与分析

为验证本章算法的性能,先进行了 PCNN 模型全参数优化与经典模型的三参数优化的比较,随后进行了通用的医学图像(MR 图像)分割实验和山西省人民医院数据库的图像(CT 图像)分割实验。本次实验软件环境为 MATLAB R2015a,硬件环境为 win10 64 位,2.6 GHz,i7 处理器,8G 运行内存。

(1) PCNN 模型的参数优化

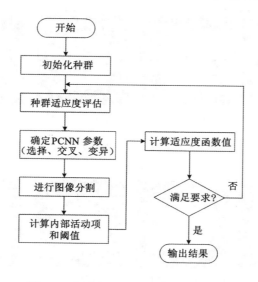

图 3-1　自适应 PCNN 图像分割流程图

在传统的 PCNN 模型中,图像分割时需要手工设定 7 个参数值:α_F、V_F、α_L、V_L、α_θ、V_θ、β,并通过反复试验来确定。而在经典简化模型中,去掉了输入部分的系数后,需要设定的参数值为 3 个,分别是:α_θ、V_θ、β。为验证本章算法的可行性,利用本章算法分别对 PCNN 的传统模型和经典简化模型进行参数优化,然后用遗传算法(Genetic Algorithm,GA)对 PCNN 模型进行优化来确定最佳阈值,通过图像分割实验来分析和比较三种模型。利用本章算法进行参数优化时,需要首先对算法中的参数进行初始化,为了使结果准确,对全参数和三参数模型优化采用同一组参数,参数值如表 3-1 所示,遗传算法的参数设定如表 3-2 所示。表 3-2 中,$Lchrom$ 为染色体长度,NP 为种群大小,MR、CR 分别为变异概率和交叉概率,G_{max} 为最大迭代次数。

表 3-1　PSODE 算法的参数值

参数	NP	F	CR	G_{max}
取值	30	0.5	0.1	50

表 3-2　遗传算法的参数值

参数	$Lchrom$	NP	MR	CR	G_{max}
取值	8	30	0.02	0.7	500

本节选取 MR 脑图像的两幅切片图进行了两组实验,实验结果为图 3-2 和图 3-3,其中的(a)原始图像为原始图像,(b)和(c)分别为传统模型和简化模型的分割结果,(d)为遗传算法优化确定最佳阈值的分割结果。两组图像分割结果采用图像信息熵(Entropy)、互信息(MI)、峰值信噪比(PSNR)作为质量评价指标,各评价指标值如表 3-3 和表 3-4 所示,三个指标的值越大表明图像分割质量越好。

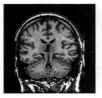 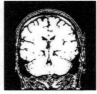 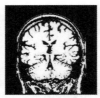 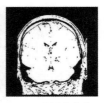

　(a)原始图像　　(b)PSODE-传统模型　(c)PSODE-简化模型　(d)GA自适应优化

图 3-2　第一组:三种模型分割结果

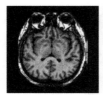 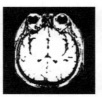 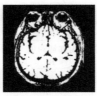 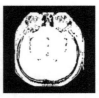

　(a)原始图像　　(b)PSODE-传统模型　(c)PSODE-简化模型　(d)GA自适应优化

图 3-3　第二组:三种模型分割结果

表 3-3　第一组实验三种模型的分割结果评价

	传统模型	简化模型	遗传算法
Entropy	2.584 8	2.694 6	2.442 5
MI	1.093 1	1.078 1	1.067 0
PSNR	29.277 5	30.412 9	29.210 8

表 3-4　第二组实验两种模型的分割结果评价

	传统模型	简化模型	遗传算法
Entropy	2.395 8	2.477 1	2.180 7
MI	1.098 7	1.095 8	1.006 7
PSNR	30.139 0	30.401 1	28.837 3

　　从图 3-2 可以看出,本章算法对于 PCNN 的传统模型和简化模型的图像分割结果较好,对于原图像的信息保留较好,而遗传算法的分割结果出现了过分割现象,区域和边缘比较模糊。表 3-3 和表 3-4 的评价数值进一步验证了本章算法的可行性和有效性。在两组实验中,图像熵和峰值信噪比结果最好的是简化模型,互信息最好的是传统模型,并且和简化模型的值相差不多。相对于 PCNN 的传统模型,本章算法对于经典模型中的参数优化也是可行的,并且得到了较好的分割结果。为了降低计算量,提高分割效率,本章在后续实验采用 PSODE 算法优化经典模型中的三个参数,并与其他分割算法进行比较,进一步验证本章算法的准确性。

　　(2) MR 医学图像分割实验

　　本章采用简化的 3D-PCNN 模型结合 PSODE 算法对 MR 脑图像进行分割实验,图像来自哈佛医学院的数据库,该数据库包含了许多医学数据信息和各种图像数据,如 MR 图像、CT 图像、PET 图像等。

为了分析比较算法的性能,本章还进行了 PCNN(传统 PCNN)、Canny 算子、loG 算子、分水岭算法和 Otsu 算法的分割实验,与本章实验结果进行比较验证。本章 PSODE 算法的参数采用表 3-1 的值。

MR 可获得人体横面、冠状面、矢状面及任何方向断面的图像,有利于病变的定位。本节选取三组 MR 图像数据进行分割实验,图 3-4 为矢状 MR 图像分割结果,图 3-5 和图 3-6 为横断面 MR 图像的分割结果。每组图像的图(a)为原始图像,(b)、(c)为边缘检测方法中的 Canny 算子和 LoG 算子的分割结果,(d)、(e)、(f)分别为传统 PCNN、分水岭和 Otsu 算法的分割图,最后的图(g)为本章算法的分割结果。

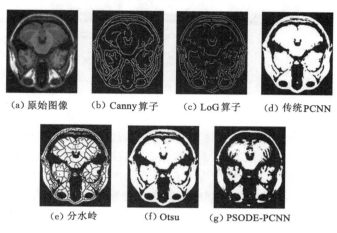

（a）原始图像　（b）Canny 算子　（c）LoG 算子　（d）传统 PCNN

（e）分水岭　（f）Otsu　（g）PSODE-PCNN

图 3-4　第一组:MR 脑图像矢状分割结果

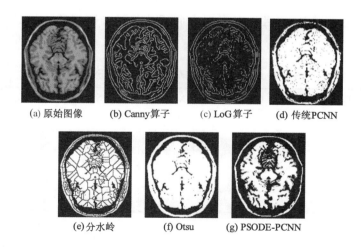

（a）原始图像　（b）Canny 算子　（c）LoG 算子　（d）传统 PCNN

（e）分水岭　（f）Otsu　（g）PSODE-PCNN

图 3-5　第二组:MR 脑图像横断面分割结果

本章结合前述章节对图像分割的评价方法,采用图像信息熵(Entropy)、方差(Var)、峰值信噪比(PSNR)、互信息(MI)、交叉熵(cross entropy,CE)作为评价各种分割方法的性能指标。其中,图像交叉熵值越小,图像质量越好,而其他指标的值越大,图像质量越好。表中

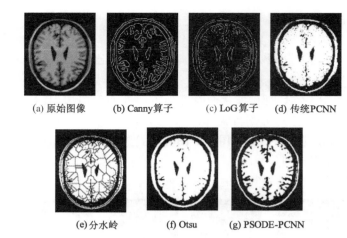

(a) 原始图像　　(b) Canny算子　　(c) LoG算子　　(d) 传统PCNN

(e) 分水岭　　　(f) Otsu　　　(g) PSODE-PCNN

图 3-6　第三组：MR 脑图像横断面分割结果

的 Var^3 表示方差值的立方。

第一组实验为 MR 图像矢状分割结果，各算法分割结果如图 3-4 所示，从图中可以看出：Canny 算子和 LoG 算子是基于边缘的分割方法，边缘划分比较清晰，但是与原图像比较，清晰度下降了很多；简化的 PCNN 模型体现了区域的独立性，使边缘神经元只和本区域内部神经元有耦合作用，而传统模型没有实现区域的独立，所以 PCNN 分割结果的边缘信息损失较多；分水岭和 Otsu 算法的分割结果边界比较模糊，而且存在过分割现象。

各个算法的分割结果评价指标如表 3-5 所示，从表中的数据可以看出，分水岭算法分割结果的熵值最大，其次是本章算法的图像熵，而其他数据结果都以本章算法分割结果最好。综合数据显示：本章 PSODE-PCNN 算法对医学图像的分割取得了很好的效果，分割结果在细节上保持较好，边缘平滑，而且没有出现大面积的欠过分割现象，对原图像保留的信息更多。

表 3-5　第一组实验不同分割算法的评价结果

	PSODE-PCNN	Canny	LoG	PCNN	分水岭	Otsu
Entropy	2.992 5	2.503 4	2.285 4	2.713 6	3.136 2	2.770 2
Var^3	15.821	5.649	4.057	13.227	14.532	15.696
PSNR	29.210 8	28.145 5	28.341 1	28.219 6	28.519 7	28.508 2
MI	1.250 2	0.364 5	0.351 7	0.950 1	0.889 5	1.204 3
CE	0.032 9	0.026 5	0.100 6	0.143 3	0.097 4	0.290 2

第二组和第三组都是对 MR 图像横断面的分割实验结果，由图 3-5 和图 3-6 可以看出 Canny 和 LoG 分割对图像的区域边界显示清晰，而且边缘平滑，但是对于整幅图像，清晰度不是很高，对于区域存在欠分割，区域内的信息保留得也不是很多。PCNN、分水岭和 Otsu 分割算法都出现了不同程度的过分割现象，且边缘信息损失较多。本章的分割算法较好地抑制了过分割现象，而且对图像的信息量保留得更多，边缘也比较清晰，表 3-6 和表 3-7 的实验数据也表明了本章算法具有很好的分割效果，能够准确分割出 MR 医学图像的目标区域。

表 3-6　第二组实验不同分割算法的评价结果

	PSODE-PCNN	Canny	LoG	PCNN	分水岭	Otsu
Entropy	3.039 7	2.832 1	2.464 2	2.775 7	3.300 3	2.661 5
Var^3	15.705	6.983	4.339	15.544	15.530	15.436
PSNR	28.901 1	27.922 5	28.089 3	28.099 8	28.134 2	28.096 5
MI	1.193 9	0.381 4	0.318 2	1.052 8	0.832 5	1.173 5
CE	0.025 3	0.333 1	0.337 6	0.066 7	0.096 5	0.026 5

表 3-7　第三组实验不同分割算法的评价结果

	PSODE-PCNN	Canny	LoG	PCNN	分水岭	Otsu
Entropy	2.831 6	2.392 3	2.203 3	2.775 5	3.057 7	2.478 2
Var^3	15.896	5.582	3.816	15.768	15.259	15.888
PSNR	29.138 7	27.963 3	28.126 8	28.675 2	28.534 5	28.683 8
MI	1.237 6	0.429 5	0.398 7	1.128 3	0.913 7	1.231 9
CE	0.013 3	0.312 0	0.353 8	0.014 9	0.125 8	0.018 0

从以上的三组实验分割结果和评价指标,我们可以得出:本章算法对医学图像分割是有效的、可行的,而且具有较好的分割效果,对于通用的 MR 脑图像,能够较好地分割出目标区域。

（3）CT 医学图像分割实验

图像分割的目的是区分背景和目标,或不同的目标区域。对于医学图像,在不同的目标区域,由于像素灰度的相似性较差,因此会给分割带来一定的困难。

在本节中,我们对山西省人民医院图像库的 CT 图像利用本章算法进行分割实验,并与边缘分割方法（Canny 和 LoG）、传统 PCNN、分水岭、Otsu 分割算法进行比较,分割结果质量评价采用上节的评价指标。

第一组实验为 CT 脑图像的分割结果,如图 3-7 所示,（a）为原始图像的灰度图像,（b）、（c）为边缘分割方法中的 Canny 算子和 LoG 算子的分割结果,（d）、（e）、（f）分别为传统 PCNN、分

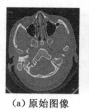   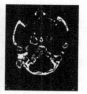

（a）原始图像　　（b）Canny算子　　（c）LoG算子　　（d）传统PCNN

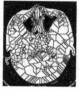 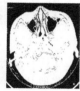

（e）分水岭　　　（f）Otsu　　　（g）PSODE-PCNN

图 3-7　第一组:CT 脑图像分割结果

水岭和 Otsu 算法的分割图,图 3-8(g)为本章算法的分割结果。可以看出,(b)、(c)对图像边缘的检测很清晰,分水岭分割是在原始图像上将边缘划分出来,相对于(b)、(c)分割的轮廓较差,Otsu 算法出现了过分割的现象,传统 PCNN 和本章算法的分割结果相对较好。表 3-8 为第一组各算法分割结果的评价指标,从综合结果来看,本章的分割是有效可行的。

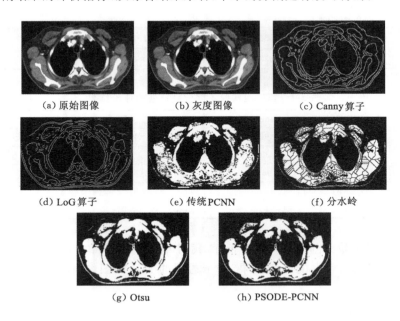

(a) 原始图像   (b) 灰度图像   (c) Canny 算子

(d) LoG 算子   (e) 传统 PCNN   (f) 分水岭

(g) Otsu   (h) PSODE-PCNN

图 3-8 第二组:CT 肺部图像分割结果

表 3-8 第一组实验 CT 脑图像不同分割算法的评价结果

	PSODE-PCNN	Canny	LoG	PCNN	分水岭	Otsu
Entropy	2.297 1	2.473 3	2.413 2	1.429 8	3.452 9	2.714 3
Var^3	6.858	6.116	5.008	3.717	15.451	14.610
PSNR	28.519 4	27.764 5	27.882 7	28.329 1	27.760 9	27.689 3
MI	1.127 0	0.319 5	0.307 3	0.434 9	0.688 0	0.607 1
CE	0.031 1	0.052 3	0.105 5	0.073 6	0.059 9	0.034 9

  第二组实验为 CT 肺部图像的分割结果,如图 3-8 所示。图中(a)为 RGB 原图像,(b)为原图像的灰度图像,(c)—(g)分别为 Canny 算子、LoG 算子、传统 PCNN、分水岭和 Otsu 算法的分割图像,图(h)为本章算法的分割结果。从图中可以看出,图像边缘检测以 Canny 和 LoG 算子的分割方法最为清晰,传统 PCNN 和分水岭算法的分割图像边缘较为模糊,损失了部分信息,Otsu 和本章算法都能较好地对 CT 医学图像进行分割。表 3-9 是第二组分割结果的评价指标,表中结果显示:相对于其他几种算法,本章算法对 CT 图像进行分割时,具有较好的分割结果,能较好保留原图像的信息。

表 3-9　第二组实验 CT 肺部图像不同分割算法的评价结果

	PSODE-PCNN	Canny	LoG	PCNN	分水岭	Otsu
Entropy	2.681 0	2.415 6	2.368 1	2.676 6	2.684 9	2.521 7
Var^3	13.567	5.448	4.420	13.546	12.349	12.610
PSNR	29.902 1	27.990 4	28.149 6	29.413 3	29.287 1	29.590 7
MI	1.109 0	0.319 8	0.328 0	0.881 1	0.795 6	1.069 0
CE	0.032 8	0.089 8	0.079 5	0.192 3	0.144 7	0.204 1

3.3　基于 3D-PCNN 的医学图像分割

3.3.1　3D-PCNN 模型简介

（1）传统 3D-PCNN 模型

脉冲耦合神经网络（PCNN）被称为第三代人工神经网络，它是基于猫的视觉原理构建的网络模型，整个网络具有同步发送脉冲以及全局耦合的特性。就系统对于信号的表达以及处理形式来说，更加符合人类的视觉神经系统的生理学基础，因此在处理相关图像上有非常明显的优势。基于这些优点和特性，PCNN 在图像处理方面有非常广泛的运用，特别是在图像分割方面，PCNN 体现出了它的准确性和高效性。但是，之前提到的 PCNN 模型都是二维的，在处理三维图像时很不方便，若把三维图像转化成二维切片进行分割，就会增加许多工作量，针对这个问题，本章将 2D-PCNN 模型扩展到 3D-PCNN 模型，对三维医学图像进行整体分割。传统 3D-PCNN 模型如图 3-9 所示。

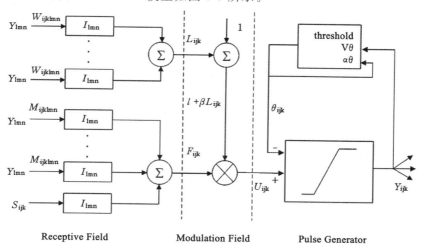

图 3-9　传统 3D-PCNN 神经元模型

PCNN 的数学公式描述如下：

$$F_{ijk}(n) = e^{-\alpha_F} F_{ijk}(n-1) + V_F \sum M_{ijklmn} Y_{lmn}(n-1) + S_{ijk} \tag{3-13}$$

$$L_{ijk}(n) = e^{-\alpha_L} L_{ijk}(n-1) + V_L \sum W_{ijklmn} Y_{lmn}(n-1) \tag{3-14}$$

$$U_{ijk}(n) = F_{ijk}(n)(1 + \beta L_{ijk}(n)) \tag{3-15}$$

$$\theta_{ijk}(n) = \mathrm{e}^{-\alpha_\theta} \theta_{ijk}(n-1) + V_\theta \sum W_{ijklmn} Y_{ijk}(n-1) \tag{3-16}$$

$$Y_{ijk}(n) = \begin{cases} 1, U_{ijk}(n) \geqslant \theta_{ijk}(n) \\ 0, U_{ijk}(n) < \theta_{ijk}(n) \end{cases} \tag{3-17}$$

式中的各变量含义与 2D-PCNN 模型中的一样,它是将图像的像素点由二维平面扩展到三维空间,并将连接矩阵也扩展到三维。3D-PCNN 可以直接接收三维图像,对图像进行分割。虽然 3D-PCNN 模型能够直接处理三维图像,减少了不少工作量,但是对于直接扩展的 3D-PCNN 模型,仍然存在参数较多,参数设定难的问题,由于在三维模型中神经元接收周围空间邻域内其他神经元的影响,因此参数的设定对图像分割显得更加重要。

（2）简化的 3D-PCNN 模型

针对上节传统 3D-PCNN 模型存在的问题,根据二维的经典简化模型进行简化,就得到了 3D-PCNN 的简化模型,如图 3-10 所示。该模型不仅减少了模型中的参数,还提高了图像分割的效率,实现对三维图像的整体分割。

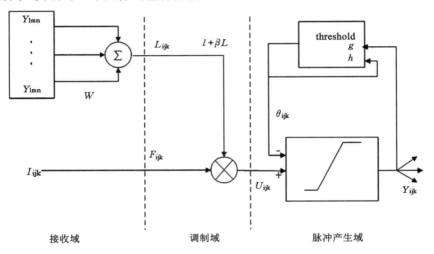

图 3-10　简化的 3D-PCNN 神经元模型

简化后的数学公式如下：

$$F_{ijk}(n) = I_{ijk} \tag{3-18}$$

$$L_{ijk}(n) = \sum W_{ijklmn} Y_{lmn}(n-1) \tag{3-19}$$

$$U_{ijk}(n) = F_{ijk}(n)(1 + \beta L_{ijk}(n)) \tag{3-20}$$

$$\theta_{ijk}(n) = \mathrm{e}^{-\alpha_\theta} \theta_{ijk}(n-1) + V_\theta Y_{ijk}(n-1) \tag{3-21}$$

$$Y_{ijk}(n) = \begin{cases} 1, U_{ijk}(n) \geqslant \theta_{ijk}(n) \\ 0, U_{ijk}(n) < \theta_{ijk}(n) \end{cases} \tag{3-22}$$

式中,$F_{ijk}(n)$ 是第 (i,j,k) 个神经元的反馈输入;$L_{ijk}(n)$ 是第 (i,j,k) 个神经元的链接输入;I_{ijk} 是外部刺激;W_{ijklmn} 是神经元之间的连接权系数矩阵。在调制部分,依然是采用乘积耦合形式构成内部活动项。脉冲发生器部分,$\theta_{ijk}(n)$ 是一个线性变化的动态阈值,α_θ 和 V_θ 是阈值变化系数。当内部活动项 U_{ijk} 大于阈值 θ_{ijk} 时,神经元点火,产生脉冲,使得阈值迅速升高,当阈值 θ_{ijk} 超过内部活动项 U_{ijk} 时,停止发放脉冲,这样,随着迭代次数的增加,所产生的一系列脉冲序列 Y_{ijk} 就是图像的分割结果。

在 3D-PCNN 分割图像时,将大小为 $l \times m \times n$ 的三维图像看成 $l \times m \times n$ 个相同结构的神经元模型,每个像素的灰度值为外部刺激 I_{ijk}。神经元发生点火时,通过发放脉冲,使连接矩阵 W 所在的三维空间邻域内的具有相近灰度值的神经元同步发放脉冲,产生脉冲输出 $Y_{ijk}(n)$,它是一个三维的二值序列,这个二值序列含有输出的图像的相关信息,包括大小、边缘和纹理。

2D-PCNN 模型中的连接系数矩阵是一个二维的八邻域平面,因此,2D-PCNN 只能接收二维图形序列的输入,而扩展到三维模型后的 W_{ijklmn} 是一个三维的连接系数矩阵。本章采用的连接系数矩阵是一个三维的 26 邻域的立体矩阵,中心神经元可接受来自周围三维空间 26 邻域的反馈输入,周围神经元与中心神经元的远近反映周围邻域神经元对中心神经元的作用的强弱。相对于二维的八邻域平面,三维的连接系数矩阵可以使空间信息被更充分地利用,提高分割的精度。三维连接矩阵示意图如图 3-11 所示。

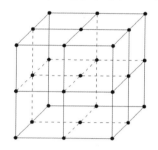

图 3-11　三维连接系数矩阵示意图

图 3-11 中的中心神经元被激活,携带的图像信息将被传播到周围的 26 个神经元,实现了空间的利用,神经元的权值是每个像素点到中心像素点的欧氏距离的倒数。

相对于传统的 3D-PCNN 模型,简化后的模型主要有以下三个优点:

① 该模型简化了反馈输入部分,消除了反馈输入的衰减时间常数 α_F 和固有电势 V_F,使神经元只接受外部刺激,简化后的模型可以避免参数设置不当而对神经元输入产生的影响。

② 链接输入部分采用经典简化模型,链接输入部分去掉了衰减时间常数 α_L 和振幅系数 V_L,仅用于连接权系数矩阵,增强了神经元的抗干扰性。

③ 连接权系数矩阵采用 26 邻域立体矩阵,空间信息利用更为充分,分割精度会更高。

3.3.2　基于改进的 3D-PCNN 医学图像分割方法

(1) 改进的 3D-PCNN 模型

本章在 3D-PCNN 模型的输入部分采用经典简化模型,连接形式采用耦合连接 $F_{ijk}(n)(1+\beta L_{ijk}(n))$,在阈值衰减机制部分,本章将阈值从指数衰减机制转变为线性衰减机制,得到改进的 PCNN 模型(Modified PCNN,3D-MPCNN),公式如(3-23)所示:

$$\theta_{ijk}(n) = g\,\theta_{ijk}(n-1) + h\,Y_{ijk}(n-1) \tag{3-23}$$

虽然指数衰减机制的阈值变化规律更符合人眼的亮度响应的非线性特性,但当目标图像的像素相似性较差时,这一机制将会给图像分割带来一定的困难,而且对于计算机处理显然没有必要[51]。因此,采用线性衰减的方法来控制动态阈值,使模型变得更加简单,也降低了算法的复杂度。

本章三维连接权系数矩阵采用空间 26 邻域的立体矩阵,设上下左右四个方向的神经元与中心神经元的距离为 1,则有:

$$W_{ijklmn} = \left\{ \begin{bmatrix} \frac{1}{\sqrt{3}} & \frac{1}{\sqrt{2}} & \frac{1}{\sqrt{3}} \\ \frac{1}{\sqrt{2}} & 1 & \frac{1}{\sqrt{2}} \\ \frac{1}{\sqrt{3}} & \frac{1}{\sqrt{2}} & \frac{1}{\sqrt{3}} \end{bmatrix}, \begin{bmatrix} \frac{1}{\sqrt{2}} & 1 & \frac{1}{\sqrt{2}} \\ 1 & 0 & 1 \\ \frac{1}{\sqrt{2}} & 1 & \frac{1}{\sqrt{2}} \end{bmatrix}, \begin{bmatrix} \frac{1}{\sqrt{3}} & \frac{1}{\sqrt{2}} & \frac{1}{\sqrt{3}} \\ \frac{1}{\sqrt{2}} & 1 & \frac{1}{\sqrt{2}} \\ \frac{1}{\sqrt{3}} & \frac{1}{\sqrt{2}} & \frac{1}{\sqrt{3}} \end{bmatrix} \right\} \tag{3-24}$$

在确定了三维连接权系数矩阵后,还需要确定 3D-PCNN 模型的参数。在参数优化部分,本章前节利用 PSODE 算法对 PCNN 的参数进行优化,并自适应确定参数的值。但是,PSODE-PCNN 模型不能直接接收三维的图像,因此优化的都是二维图像。而在 3D-PCNN 的图像分割中,图像是三维的,而且存储数量较多,一组图像一般为几百幅或上千幅,所以三维图像不能用第 2 章的 PSODE 算法直接优化。在确定 3D-PCNN 模型的参数时,虽然可以将三维图像的一个切片作为二维图像,用 PSODE 算法进行参数优化,确定其参数值,但是选一幅切片确定其参数值不具有代表性,若选择的切片不当,就会对分割结果产生很大的影响。因此,本章从原始三维图像的二维切片中选取 10 幅切片图,利用二维的参数优化方法分别确定其参数值,并将它们的平均值作为 3D-PCNN 模型的参数值,保证参数的精确性。PSODE 的自适应特性使得处理操作更加容易,而且相对于人工设定参数,节省了大量的时间,因此该模型对于不同的图片具有很强的适应性。算法参数的选取和第 3 章表 3-10 中的参数值一致,其中,$NP = 30, F = 0.5, CR = 0.1, G_{max} = 50$。而传统 3D-PCNN 模型的手工参数设定如下表 3-10。

表 3-10 传统 3D-PCNN 参数设定

参数	α_F	V_F	α_L	V_L	α_θ	V_θ	β
取值	0.1	0.5	1.0	0.2	1.0	20	0.1

(2)算法的具体实现

本章 3D-MPCNN 模型的医学图像分割算法具体实现如下:

第一步:读取三维医学图像数据;

第二步:从三维图像序列中选取 10 幅切片,利用 PSODE 算法确定模型参数,记录下 10 组最优参数值;

第三步:取得到的 10 组数据的平均值作为 3D-PCNN 的三个参数($\alpha_\theta, V_\theta, \beta$)的最优值,采用式(4-12)作为连接权系数矩阵 W_{ijklmn};

第四步:读取本组三维图像数据,使神经元点火,利用本章 3D-PCNN 模型进行整体分割;

第五步:计算其内部活动项和阈值,若内部活动项大于阈值,则输出 $Y_{ij}(n) = 1$,否则 $Y_{ij}(n) = 0$;

第六步:以图像的最大信息熵为迭代终止条件,若信息熵最大,则输出分割结果,否则返回第二步,继续循环迭代,直到输出图像信息熵最大的分割结果,即为最佳分割结果。

3.3.3　实验结果与分析

为了验证本章的改进的 PCNN 模型算法的性能,分别利用三维 MR 医学图像和三维 CT 医学图像进行了分割实验,三维 MR 图像来自哈佛大学附属医学院全脑图像数据库,三维 CT 图像来自山西省人民医院图像数据库。本节实验软件环境为 MATLAB R2015a,硬件环境为 Win10 64 位,2.6 GHz,i7 处理器,8 G 运行内存。

本次实验第一组和第二组为 MR 图像的分割实验,这两组图像数据为哈佛大学附属医学院的数据,第一组为 $181 * 217 * 181$ 的三维图像,第二组为 $256 * 256 * 123$ 的三维图像,网址为:http://www.med.harvard.edu/AANLIB/。如图 3-12 和 3-13 所示,图(a)为原始图像,(b)~(e)分别为分水岭、Otsu、PSODE-PCNN 和传统 3D-PCNN(简称 3D-PCNN)算法的分割结果,(f)为本章算法 3D-MPCNN 的实验结果。不同的分割评价标准只能表现出

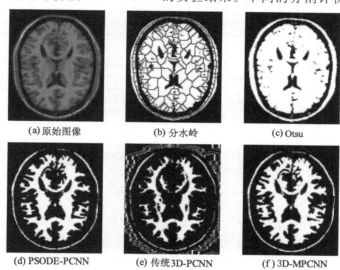

(a)原始图像　　　　(b)分水岭　　　　(c) Otsu

(d) PSODE-PCNN　　　(e) 传统3D-PCNN　　　(f) 3D-MPCNN

图 3-12　第一组:MR 脑图像分割结果

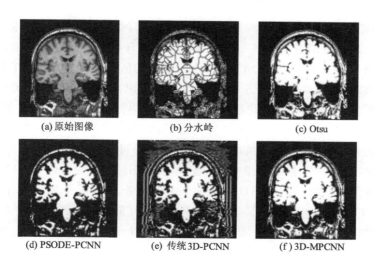

(a)原始图像　　　　(b)分水岭　　　　(c) Otsu

(d) PSODE-PCNN　　　(e) 传统3D-PCNN　　　(f) 3D-MPCNN

图 3-13　第二组:MR 脑图像分割结果

算法性能的一个方面,因此,本次实验的图像质量评价指标有图像信息熵(Entropy)、标准差(Var)、峰值信噪比(PSNR)、互信息(MI),四个指标的值越大表明图像的质量越好,通过综合评价指标来分析本章算法对医学图像分割的精确性。评价指标数据结果如表 3-11 和表 3-12 所示,表中的 Var^4 表示方差值的四次方。

表 3-11　第一组不同分割算法的评价结果

	3D-MPCNN	分水岭	Otsu	PSODE-PCNN	3D-PCNN
Entropy	2.910 8	3.248 8	2.659 1	2.696 6	3.030 8
Var^4	1.617 1	1.543 8	1.569 3	1.225 0	1.111 5
PSNR	29.039 4	28.225 6	28.139 2	29.137 1	28.088 1
MI	1.050 3	0.877 1	1.002 0	0.866 1	0.716 8

表 3-12　第二组不同分割算法的评价结果

	3D-MPCNN	分水岭	Otsu	PSODE-PCNN	3D-PCNN
Entropy	2.728 0	2.781 3	2.586 3	2.640 5	3.384 6
Var^4	1.529 2	1.288 5	1.509 6	1.375 1	1.432 7
PSNR	30.510 7	29.273 7	30.148 7	29.972 5	28.394 5
MI	1.062 5	0.687 4	1.045 6	0.822 5	0.656 2

第一组和第二组实验分别为 MR 脑图像的横断面和矢状面的分割结果图像,从图 3-12 和图 3-13 中可以看出:分水岭算法和 Otsu 算法存在过分割的现象,传统 3D-PCNN 算法的分割结果边缘比较模糊,边缘信息没有较好地保留;本章算法 PSODE-PCNN 和 3D-MPC-NN 能够得到较好的分割结果,分割结果边缘平滑且边缘信息保留较好。

表 3-11 和表 3-12 分别为第一组和第二组分割结果的质量评价指标数据,从两个表的结果来看,熵值结果最好的是分水岭算法和传统 3D-PCNN 算法的分割结果(见图 3-13)。

这是由于分水岭分割方法的核心思想是由像素点开始慢慢向四周扩散,从而将图像分割为多个的小块区域。而传统 3D-PCNN 分割结果的区域边缘模糊,存在欠分割现象,因此,它们的熵值较大。表 3-12 中 PSNR 值最大的是 PSODE-PCNN 算法的分割结果,其次是本章 3D-MPCNN 的分割结果,并且两者相差很小,结合两个表的其他数据来看本章算法可以保证图像的分割精度。综合数据结果可以看出,本章 3D-MPCNN 算法能够对医学图像实现较好的分割,表明算法对三维图像的整体分割是可行的。

本节第三组实验为 CT 医学图像的分割实验,实验图像数据为山西省人民医院的数据,数据为 512 * 512 * 989 三维图像,如图 3-14 所示。其中图 3-14(a)为原始图像,图 3-14(b)—(e)分别为分水岭、Otsu、PSODE-PCNN 和传统 3D-PCNN(简称 3D-PCNN)算法的分割结果,图 3-14(f)为本章算法的实验结果。本次实验的图像质量评价指标与第一、二组相同。评价指标数据结果如表 3-13 所示。

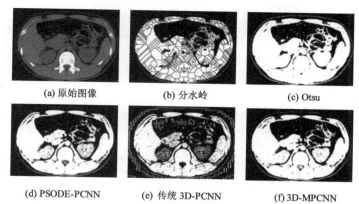

图 3-14 第三组:CT 图像分割结果

表 3-13 第三组不同分割算法的评价结果

	3D-MPCNN	分水岭	Otsu	PSODE-PCNN	3D-PCNN
Entropy	2.639 9	3.086 8	2.409 0	2.629 0	3.190 0
Var⁴	1.580 9	1.533 6	1.573 1	1.576 0	1.518 3
PSNR	28.633 0	28.268 7	28.145 6	28.616 2	28.218 3
MI	1.129 5	0.757 8	1.124 3	1.007 0	0.873 1

从图 3-14 可以看出,分水岭算法和传统 3D-PCNN 算法的分割结果边缘模糊,丢失了图像的部分边缘信息,Otsu 算法过分割现象较严重,PSODE-PCNN 和 3D-MPCNN 算法分割效果较好,每个区域的边缘平滑,区域较清晰。同时,表 3-13 的数据也表明了本章 3D-MPCNN 算法对医学图像的分割效果较好。

从以上三组实验和评价指标可以看出:本章算法在医学图像分割时取得了很好的效果,该算法是对三维图像进行整体分割,可以更好地反映分割图像的信息,而且视觉效果较好,实验证明本章算法是可行的、有效的。

本章 3D-MPCNN 算法不仅图像分割质量较好,而且运算速度也大大提高,在实现三维图像整体分割的同时,提高了分割效率。表 3-14、表 3-15 和表 3-16 分别为三组实验不同算法的平均分割时间。表中数据显示,相比 Otsu 算法和 PSODE-PCNN 算法,3D-MPCNN 算法节省了 60% 以上的时间,验证了本章 3D-PCNN 算法在医学图像分割上的高效性。由于MatLab 自带分水岭算法和 Otsu 算法,实现简单,不需要进行参数的优化,而 PSODE-PC-NN 算法要根据差分进化算法进行参数优化,以图像熵最大原则进行选取输出的图像,所以PSODE-PCNN 算法虽然分割精度较高,但却比分水岭和 Otsu 算法耗时长。

表 3-14 第一组不同算法分割效率的比较

	平均运行时间/s	节省时间/%
分水岭	81.45	38.77
Otsu	141.18	64.55
PSODE-PCNN	234.76	78.76
3D-MPCNN	49.87	

表 3-15　第二组不同算法分割效率的比较

	平均运行时间/s	节省时间/%
分水岭	57.81	43.42
Otsu	93.48	65.01
PSODE-PCNN	162.77	79.90
3D-MPCNN	32.71	

表 3-16　第三组不同算法分割效率的比较

	平均运行时间/s	节省时间/%
分水岭	672.52	53.69
Otsu	824.53	62.23
PSODE-PCNN	1 364.82	77.18
3D-MPCNN	311.45	

从本章三组实验和评价指标以及各算法分割效率的比较,我们可以得出结论:本章 3D-MPCNN 算法在保证医学图像分割精度的基础上,提高了运算速度和分割效率。一方面,简化了 3D-PCNN 模型的参数,降低了计算复杂度;另一方面,实现了三维医学图像的整体分割,提高了分割速度。实验表明,本章 3D-PCNN 算法具有较高的准确性。

3.4　医学图像分割的原型系统

图形用户界面(GUI)即人机交互图形化用户界面,是指采用图形方式显示的计算机操作用户界面,该界面可以直观地反映图形数据和信息。为了使医学图像分割过程直观、便捷,方便用户使用,在 MatLab 平台上分别实现 2D-PCNN 和 3D-PCNN 医学图像分割的原型系统。

3.4.1　2D 医学图像分割原型系统

2D 医学图像分割系统主要实现基于二维图像的分割,方便用户根据自己的需求对图像进行分割。该系统功能主要包括 PCNN 参数优化、图像分割、图像质量评估、关于系统和退出系统。系统主界面如图 3-15 所示。

本系统首先对 PCNN 参数进行优化,得到最优参数值并与手工设置的参数进行对比。然后,分别采用本章 PSODE-PCNN 算法、传统 PCNN、Canny 算子、LoG 算子、分水岭和 Otsu 算法对医学图像进行分割。最后,采用图像熵(Entropy)、方差(Var)、峰值信噪比(PSNR)、互信息(MI)、交叉熵(Cross Entropy)作为图像质量评价指标来分析各算法的性能。

(1) PCNN 参数优化

PCNN 参数优化模块的界面如图 3-16 所示。首先点击选择图像,从本地文件中选择原始二维医学图像,如图 3-17 所示。

选择图像完成后,点击优化参数,则会在右侧出现传统 PCNN 分割结果和自适应 PCNN 的分割结果,并优化参数的值会显示在右下角,如图 3-18 所示。从图中可以直观地看

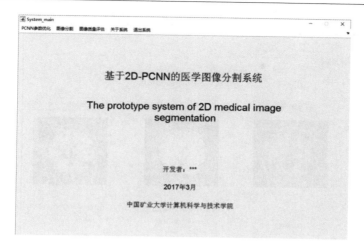

图 3-15　系统主界面

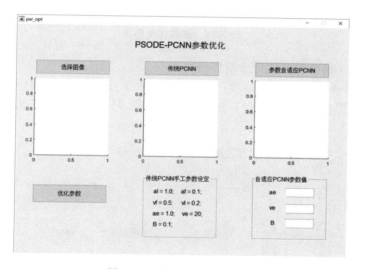

图 3-16　参数优化初始界面

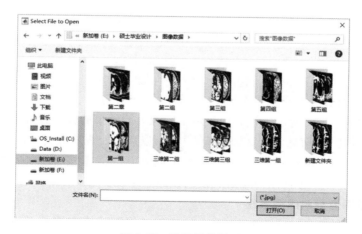

图 3-17　选择图像界面

出两个算法的分割效果,还可以看出手工设置的参数值和自适应 PCNN 优化得到的参数值。

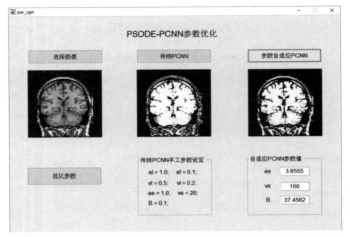

图 3-18　参数优化界面

（2）2D-PCNN 模型医学图像分割模块

该分割模块为本系统的主要模块,初始界面如图 3-19 所示,界面中有 6 种不同的分割算法,加载完原始图像后,点击界面下方的"开始分割",可对图像进行不同算法的分割。

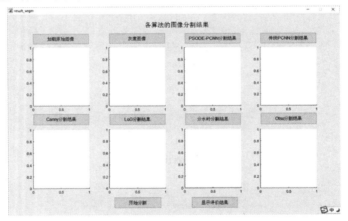

图 3-19　图像分割初始界面

分割完成后,可查看各算法的分割效果,如图 3-20 所示。点击"显示评价结果"可查看各算法的性能,如图 3-21 所示。该界面显示了图像分割结果的评价指标数据,包括图像熵、标准差、峰值信噪比、互信息和交叉熵的值,方便可以用户直观地分析比较各算法的效果。

点击菜单栏的"关于系统",可进入本系统说明界面,该界面介绍了系统的主要功能和各个模块,如图 3-22 所示,方便用户了解和使用该原型系统。

3.4.2　3D 医学图像分割原型系统

对于 3D 医学图像分割系统来说,重点是基于三维图像来实现相关图像的分割。我们采用本章算法对三维图像进行整体分割,并与其他算法的分割结果进行对比分析,方便用户

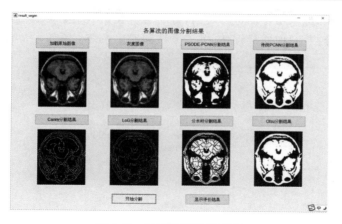

图 3-20　图像分割结果界面

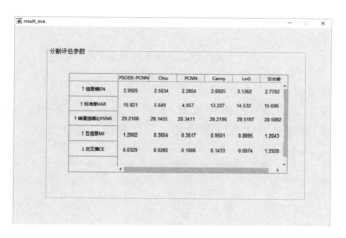

图 3-21　图像结果评价界面

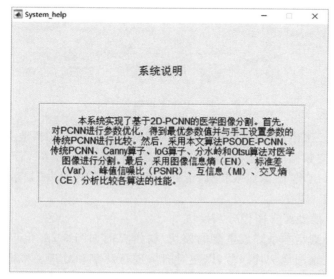

图 3-22　系统说明界面

进行三维图像分割和选取切片图进行观察,分析各算法的性能。该系统功能主要包括三维图像的加载、图像分割、图像质量评估、关于系统和退出系统。系统主界面如图 3-23 所示。

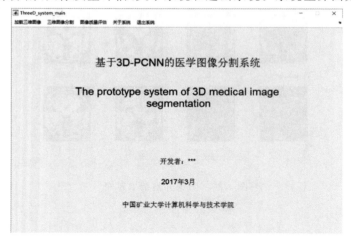

图 3-23　系统主界面

（1）三维图像的加载

三维图像加载模块主要是三维图像读取,如图 3-24 所示。不同于二维图像,由于三维图像的数量较多,所以要事先导入三维图像并输入序号选取切片图。

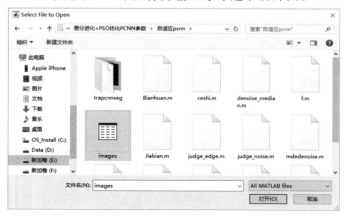

图 3-24　三维图像加载界面

图 3-25 分别为三维图像加载成功和加载失败的提示界面。在本地文件中选择图像时,若选择二维图像或空数据时就会提示"加载图像出错,请重新选择",若选取正确的三维图像,加载成功后就会出现"图像加载完成,请在下面输入图像序号"的提示框。三维数据较大时,导入会显得较慢。

（2）3D-PCNN 模型医学图像分割模块

3D 医学图像分割是本系统最主要的模块,初始界面如图 3-26 所示。在导入三维图像数据后,需要输入三维图像切片序号,以便对图像进行观察和处理。根据导入的不同数据,如果图像序号输入不正确时会出现类似如图 3-27 的提示,如果选择正确,确认后会在原始

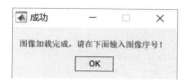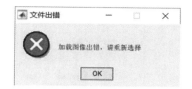

图 3-25　三维图像加载成功或失败

图像位置加载原始图像对应的切片图。输入完成后,在界面左侧的功能按钮中点击"开始分割",会在右侧界面相应位置出现各算法的分割结果,便于用户观察分析其效果。

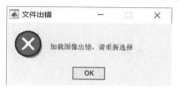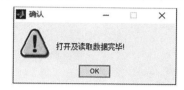

图 3-26　三维图像分割初始界面

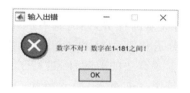

图 3-27　图像序号输入出错

在三维图像分割中,采用本章 3D-PCNN 算法和 PSODE-PCNN 算法以及用于比较的传统 3D-PCNN、分水岭、Otsu 算法,各算法的分割结果如图 3-28 所示。

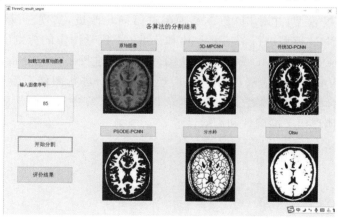

图 3-28　图像分割结果界面

最后,点击界面左侧的"评价结果",弹出各算法分割结果的评价指标数据,如图 3-29 所示。基于三维医学图像分割的评价指标本章采用图像熵、标准差、峰值信噪比、互信息。其中,四个指标的值越大表示图像的质量越好。

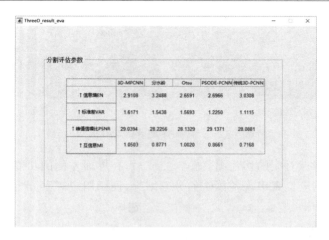

图 3-29　图像结果评价界面

3.5　小结

PCNN 模型对图像分割具有天然的优势，同时具有同步发放脉冲的特性。本章在 PC-NN 简化模型的基础上，采用差分进化算法对 PCNN 的参数进行优化，得到一种自适应的脉冲耦合神经网络模型，为验证本章算法的有效性，进行了 MR 和 CT 图像的仿真，分别采用 PCNN（传统 PCNN）、Canny 算子、loG 算子、分水岭和 Otsu 算法对医学图像进行分割实验，利用图像信息熵（entropy）、方差（Var）、峰值信噪比（PSNR）、互信息（MI）、交叉熵（cross entropy）作为图像质量评价指标来分析各算法的性能，实验证明了本章算法的可行性和有效性。

2D-PCNN 模型只能接受二维图像，在处理三维图像时很不方便，本章将 2D-PCNN 模型扩展到 3D-PCNN 模型，并对 3D-PCNN 模型进行简化改进，实现三维图像的整体分割。利用改进的 3D-PCNN 模型进行了三维 MR 和三维 CT 医学图像的分割实验，并与分水岭、Otsu、PSODE-PCNN 和传统 3D-PCNN 算法的分割结果进行了比较分析，利用图像信息熵（Entropy）、方差（Var）、峰值信噪比（PSNR）、互信息（MI）进行图像质量评价，而且比较了不同算法的分割时间，综合结果数据表明：本章 3D-PCNN 算法对于医学图像分割具有很好的效果，在分割时体现出了准确性和高效性。

第 4 章　医学图像配准

随着科学技术的发展,医学影像日趋多样化,多种医学成像设备使人们可以利用不同的成像方式,从不同的角度观察人体内同一个对象的结构和代谢情况。医学图像配准是医学图像处理领域中的一项重要技术,是医学图像融合、三维重建的必要前提。脉冲耦合神经网络(PCNN)是研究哺乳动物视觉皮层脉冲震荡现象的基础上提出的,在图像处理中具有独特优势。本章利用 PCNN 点火集群的平移、旋转、扭曲等不变特性实现 2D-2D 和 3D-3D 医学图像的粗配准,再利用互信息配准方法对粗配准结果进行微调细化,获取更高精度的配准结果。

4.1　医学配准方法

图像配准实际上是两幅图像在空间和灰度上的一种映射,其实质就是找到一组空间几何变换使得其中一幅图像上的所有像素点都可以由另一幅图像经过该变换得到。设两幅二维图像 R 和 F,两幅图像中 (x,y) 点处对应的灰度值分别用 $R(x,y)$ 和 $F(x,y)$ 表示,在图像配准中,我们通常把固定空间位置不变的图像称为参考图像,另一幅以参考图像为标准需要不断进行空间变换与插值的图像称为浮动图像。若定义 R 为参考图像,F 为浮动图像,那么这两幅图像 R 和 F 之间的映射关系可以表示为[156]:

$$R(x,y) = F(T(x,y))\qquad(4-1)$$

式中,T 表示一个二维空间几何变换函数,图像配准的最终任务就是要找到最优的空间几何变换函数 T,使浮动图像 F 经过 T 变换后和参考图像 R 达到最佳空间位置匹配。因此医学图像配准可定义为寻找一组最佳几何变换 T_t,使 $S(R(x,y),F(T_t(x,y)))$ 取得最大值,如式(4-2)所示。

$$T_t^* = \mathrm{argmax}S(R(x,y),F(T_t(x,y)))\qquad(4-2)$$

式中,t 表示变换 T 的控制参数;S 表示目标函数,一般用相似性度量来表示,用来衡量两幅图像匹配相似度。医学图像配准的示意图如图 4-1 所示。

4.1.1　医学图像配准框

医学图像配准框架如图 4-2 所示,主要包括如下几个方面:

· 搜索空间
· 灰度插值算法
· 特征空间
· 搜索策略

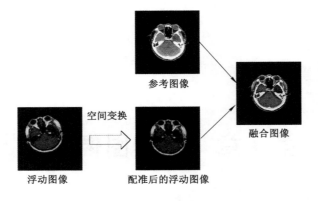

图 4-1 医学图像配准示意图

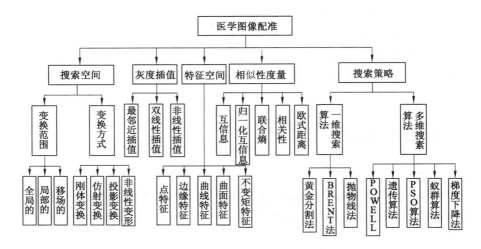

图 4-2 医学图像配准基本框架

- 相似性测度

4.1.2 医学图像配准基本流程

基于特征的图像配准方法主要特征选择、特征匹配、空间变换模型选择、灰度差值和空间变换四个步骤。基于灰度的图像配准方法主要包括三个方面内容：

a）确定空间变换方式；

b）确定相似性测度，计算参考图像和浮动图像的相似性程度；

c）选取合适的优化策略，搜索最优变换参数。

基本流程如图 4-2 所示，无论是基于特征还是基于灰度的配准方法具体实现步骤大致可以描述为：

Step 1：对参考图像和浮动图像的分别提取不变特征，形成特征空间。基于特征的配准方法提取的特征为图像的角点、边缘、轮廓、闭合区域等，基于灰度的配准提取的特征则为图像的灰度值。

Step 2：分析提取的特征，选取适合的空间变换方式和灰度插值算法，对浮动图像进行空间变换和灰度插值。

Step 3：选择最佳搜索策略，搜索最优变换参数。

Step 4：确定相似性测度，基于特征的配准方法相似性测度一般为欧式距离、马氏距离等，而基于灰度的配准方法的相似性测度常用的有相关性、联合熵、互信息、归一化互信息等。判断参考送图像和浮动图像的相似性程度是否达到最大，若是则输出最优参数，否则，不断重复"空间变换—灰度插值—相似性测度—最优化判断"。

Step 5：浮动图像空间变换，获取最终配准图像。

4.1.3　医学图像配准质量评估

医学图像配准在医学实践中起着举足轻重的作用，一直都是国内外学者研究的热点。多年来国不同学者提出了各种各样的医学图像的配准方法，其配准结果好坏的评估也成为一个重要的问题。待配准的多幅图像基本都是从不同时间或者不同条件获取的，医学图像配准的评估一直都是一件困难的事情。一种配准算法并不可能适用于所有类型的医学图像，同一种配准算法可能对于 MR 图像或者 CT 图像能取得很好的配准效果，而对于 PET 图像则配准效果并不理想。又或者由于观察者感兴趣的区域或部位不同，则认为配准效果也不同。配准都是相对的配准，没有所谓的什么金标准，只有在某种准则下的最优匹配效果。因此，如何衡量一种配准方法的好坏，需要指定一些具体可行的评价标准。

对于某种算法的评价指标，可以从鲁棒性、配准精度、配准速度等多个角度考虑。根据 Maintz 等学者的研究，可将医学图像配准的评价指标分为以下几种：精确度、准确性、效率、稳定性、可靠性、算法复杂度、一致性、临床应用、资源需求[166]。在实际应用中，一个理想的配准评估应至少包括精确度、鲁棒性、效率三个指标。

医学图像的评估方法分为主观的评价方法和客观评价方法。主观评价方法包括专家评价方法、模型评价方法等。客观评价方法包括一些定量分析统计的评价测度如：相关系数 CC(Correlation Coefficient)、均方误差 MSE(Mean Square Error)[167]、互信息 MI、归一化互信息 NMI(Normalized MI)。客观评价方法除了定量的评价方法外，还包括对图像的直观评价法，如：棋盘格参照对比[167]、边缘重叠程度、灰度差值[168]等。图像配准直观评价方法示意图如图 4-3 所示。

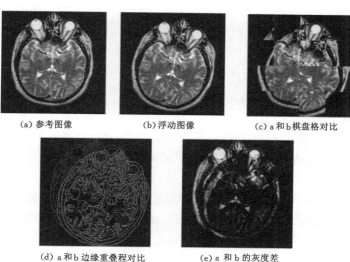

(a) 参考图像　　　　(b) 浮动图像　　　　(c) a 和 b 棋盘格对比

(d) a 和 b 边缘重叠程对比　　　(e) a 和 b 的灰度差

图 4-3　图像配准直观评价方法示意图

4.2 基于自适应 PCNN 和互信息的 2D-2D 医学图像配准方法[169]

4.2.1 基于蚁群算法的 PCNN 参数优化方法

1. 蚁群算法简介

Dorigo 等人在 20 世纪 90 年代提出了一种新的起源于生物界蚂蚁觅食过程的启发式算法——蚁群优化算法（Ant Colony Optimization algorithm，ACO）[191]。蚁群优化算法主要是模仿蚂蚁寻找食物过程的规律，蚂蚁在经过的路径下留下一种信息素物质，这种物质能够帮助蚂蚁进行路径方向的选择。经过的路径越短则留下的信息素就越多，信息素越浓的路径则蚂蚁下次经过时选择的此路径的概率就越大。蚂蚁觅食过程如图 4-4 所示。蚂蚁在蚁巢和食物源间来回活动，$t=0$ 时刻蚂蚁选择 A、B 两条路径的概率是相等的，经过一段时间后，距离较短的路径留下的信息素较浓，蚂蚁下次经过时选择此路径的概率就比较大。当 $t=1$ 时，选择 A 路径的蚂蚁数量比选择 B 路径的蚂蚁数量大大增多。

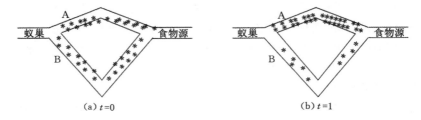

图 4-4　蚂蚁的觅食过程

蚁群优化算法提出后受到越来越多学者的关注，已经被广泛应用到各个领域，包括旅行商问题（TSP）、指派问题（QAP）、车辆路径规划（VRP）、调度问题（SP）、无向连接网络路由问题、有向连接网络路由问题、机器人路径规划问题、连续函数优化问题、组合优化问题等。

状态转移概率公式和信息素更新公式是蚁群算法的两个核心公式，状态转移概率公式如（4-3）所示。

$$p_{ij}^{k}(t) = \begin{cases} \dfrac{[\tau_{ij}(t)]^{\alpha}[\eta_{ij}]^{\beta}}{\sum_{l \in allowedk}[\tau_{il}(t)]^{\alpha}[\eta_{il}]^{\beta}}, & j \in \text{allowedk} \\ 0, & \text{other} \end{cases} \tag{4-3}$$

式中，$\tau_{ij}(t)$ 表示 (i,j) 路径的信息素；α 是启发式因子，决定信息素 $\tau_{ij}(t)$ 对路径选择的影响程度。$\eta_{ij}(t)$ 是启发式函数，计算方式为两个城市间距离的倒数。

$$\eta_{ij}(t) = 1/d_{ij} \tag{4-4}$$

当蚂蚁一次循环结束后，按照式（4-5）信息素更新规则更新每只蚂蚁的信息素，其中，ρ 指信息挥发素因子，取值范围为：$[0,1)$，$\Delta\tau_{ij}^{k}(t)$ 表示信息素增量，计算公式如式（4-6）所示。

$$\tau_{ij}(t+1) = (1-\rho)\tau_{ij}(t) + \Delta\tau_{ij}^{k}(t) \tag{4-5}$$

$$\Delta\tau_{ij}(t) = \sum_{k=1}^{m}\Delta\tau_{ij}^{k}(t) \tag{4-6}$$

对于蚁群算法的具体设计方法，我们接下来将以连续函数优化为例详细介绍。假设待优化的函数为 $\max Z = f(x)$，每一只蚂蚁都根据自己的状态转移概率 $p_i(t)$ 的大小选择将搜索范围（局部搜索或者全局搜索），每一次循环结束后更新信息素。蚂蚁选择动作定义如式（4-7）：

$$\text{Act}(i) = \begin{cases} \text{loal searching}, \text{if } p_i(t) < p_0 \\ \text{global searching}, \text{otherwise} \end{cases} \tag{4-7}$$

式中，$\text{Act}(i)$ 表示第 i 只蚂蚁接下来将要选择的选择动作；p_0 为转移概率常数（$0 < p_0 < 1$）。状态转移概率公式和信息素更新规则定义如式（4-8）～（4-9）。

$$p_i(t) = \frac{\max(\tau(t-1)) - \tau_i(t-1)}{\max(\tau(t-1))} \tag{4-8}$$

$$\tau_i(t+1) = (1-\rho)\tau_i(t) + f(x(t+1)) \tag{4-9}$$

蚁群算法程序流程图如图 4-5 所示。主要包括路径构造、局部信息素跟新、全局信息素更新、选择最短路径几个步骤。

蚁群算法的主要实现过程如下：

Step 1：参数初始化。包括初始时间（$t = 0$），初始循环次数（$N_c = 0$），在本章中，最大迭代次数（$N_{\text{cmax}} = 50$），蚂蚁总数（$N = 200$），状态转移概率常量（$\rho_0 = 0.2$）。并随机初始化蚂蚁位置，初始化信息素分布 $\tau_{ij}(t+1) = \text{const}$，$\Delta\tau_{ij}(0) = 0$。

Step 2：根据信息素的大小和启发式信息的值构造蚂蚁一步问题的解（构造蚂蚁路径）。

Step 3：以已获得的某些解为起点，根据式（4-5）的规则选择搜索范围，进行全局或局部搜索。

Step 4：根据信息素的局部更新规格，对蚂蚁信息素进行局部更新。

Step 5：判断是否结束一次循环，若是已经结束依次循环，则根据信息素的更新规则，进行信息素的全局更新，并选择最短路径；否则，回到第二步继续构造蚂蚁路径。

Step 6：判断结束条件，满足结束条件则输出结果。不满足结束条件，继续执行"构造蚂蚁路径—信息素的局部更新—信息素的全局更新"。

2. 自适应 PCNN（ACO-PCNN）具体实现

在本章的前面几小节对 PCNN 模型以及蚁群算法基本原理做了详细介绍，我们知道 PCNN 由于其生物学特性在图像方面具有天然

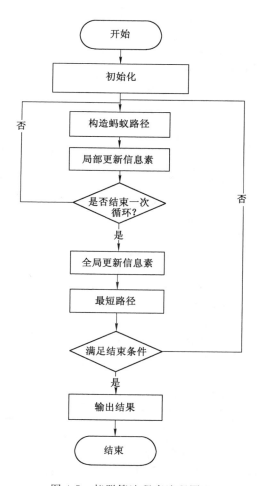

图 4-5　蚁群算法程序流程图

的优势,然而传统 PCNN 模型比较复杂,网络参数较多,因此不少学者提出了简化的 PCNN 模型,Eckhorn 提出的简化模型最为代表,后来被广泛使用,称为经典简化 PCNN 模型。

Eckhorn 的简化 PCNN 模型参数个数虽然减少了,但还是有三个参数,即链接强度 β,衰减时间常数 α_θ 和阈值幅度系数 v_θ 仍然需要优化。因此,本章将利用蚁群算法(ACO)对 Eckhorn 提出的简化 PCNN 模型参数进行优化,得到了一种参数自适应 PCNN 模型(ACO-PCNN),为了验证其性能,我们将 ACO-PCNN 模型在 MR 医学图像分割上做了实验仿真。

利用蚁群算法优化 PCNN 参数需要一个适应度函数,本章采用马义德教授 2002 年提出的图像熵作为目标函数,图像熵的计算方法如式(4-10)所示[176]。

$$f = - p_1 \times \log_2 p_1 - p_2 \times \log_2 p_2 \tag{4-10}$$

其中 p_1 和 p_2 表示 PCNN 的输出 0 和 1 的概率,即 p_1 表示输出 $Y_{ij}(n)=0$ 的概率和 p_2 则表示 $Y_{ij}(n)=1$ 时的概率。

基于蚁群算法的自适应 PCNN 模型(ACO-PCNN),伪代码描述如下:

ACO-PCNN 伪代码描述:

1　Require:$\rho = 0.8, \rho_0 = 0.2$,Ncmax$=50$,$N=200$

2　pos$=40 * $rand$(N,3)-20$;

3　For i $=1$:N

4　Ant $=$pos(i,:);

5　$\tau(i) =$f(Ant (i,1), Ant (i,2), Ant (i,3))

6　End

7　While (t $<$ Ncmax)

8　For i $=1$:N

9　$f(p)_{old} = - p_1 \times \log_2 p_1 - p_2 \times \log_2 p_2$;

10　$p_i(t) = ? \dfrac{\max(\tau(t-1)) - \tau_i(t-1)}{\max(\tau(t-1))}$;

11　If $p_i(t) < \rho_0$ Local searching;

13　Else global searching;

14　End if

15　$f(p)_{new} = - p_1 \times \log_2 p_1 - p_2 \times \log_2 p_2$

16　If $f(p)_{new} > f(p)_{old}$

17　Update the position of the ant;

19　End if

20　$\tau_i(t+1) = (1-\rho)\tau_i(t) + f(x(t+1))$

21　End for

22　t$=$t$+1$;

23　End while

24　$[$max_f, parameters$]=$max(τ);

25　Return parameters $(\beta, \alpha_\theta, V_\theta)$;

---

3. 时间复杂度分析

在 ACO-PCNN 算法中,假设待处理的目标图像二维矩阵大小为 $P \times Q$,读入的目标图像的时间复杂度为 O(PQ)。假定蚂蚁总数目为 N,ACO 初始化过程的时间复杂度为 $O(N)$。蚁群算法迭代次数是 T,迭代过程(包括更新适应度值,更新信息素值和更新蚂蚁位置)的时间复杂度 O(NTPQ),因此基于蚁群算法的 PCNN 参数优化整个过程的时间复杂度为 O(NTPQ)。

4.2.2　基于自适应 PCNN 的初配准方法

PCNN 同步脉冲发放的过程也被称为相似性集群过程,早在 1994 年 Johnson 就指出了图像处理中的 PCNN 网络具有平移、旋转、尺度缩放、扭曲和输出信号强度的不变性[199]。基于此不变特性,本节先找出参考图像与待配准图像间每次点火图像(也成为相似性集群),又考虑到图像的几何重心同样具有平移、旋转不变性,因此将每次点火图的几何重心作为特征点匹配对,可以求出参考图像和待配准图像之间的空间变换关系,从而完成图像的配准工作[200]。

1. 应用 PCNN 集群特性配准原理

图 4-6 为参考图像与待配准图像各次迭代点火集群示意图,左边(a)是参考图像第 5 次至第 9 次迭代点火图,右边(b)为浮动图像第 5 次至第 9 次迭代点火图,每次点火图的几何重心在图中都用红十字架标明。从图 4-6 中我们可以清楚地看出 PCNN 各次迭代的相似性集群,同时也可以看出相似性集群间平移、旋转等不变的特性。参考图像第 5 次点火图(对应左边图 4-6(a))与待配准图像的第 5 次点火图(对应右边图 4-6(b))为一对相似性集群,可以看出右边待配准图像的点火集群实际上就是参考图像对应点火集群通过一定空间变换得到的。因此得到参考图像与待配准图像各次点火集群,并利用几何重心公式如式(4-11)所示计算出各个点火集群的重心,然后将两组重心作为特征点对,计算空间变换函数,并求出变换参数,可以完成医学图像配准工作。

$$x_G = \frac{\sum G_i \cdot x_i}{G}, y_G = \frac{\sum G_i \cdot y_i}{G} \tag{4-11}$$

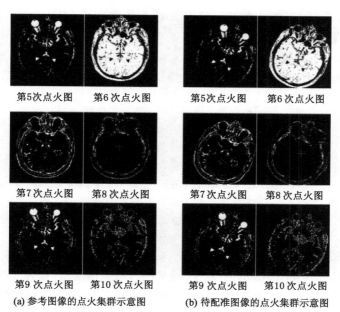

第5次点火图　第6次点火图　　　第5次点火图　第6次点火图

第7次点火图　第8次点火图　　　第7次点火图　第8次点火图

第9 次点火图　第10次点火图　　　第9 次点火图　第10次点火图

(a) 参考图像的点火集群示意图　　　**(b) 待配准图像的点火集群示意图**

图 4-6　参考图像与待配准图像点火集群示意图

2. PCNN 配准方法具体实现

基于自适应 PCNN 的医学图像配准方法框架如图 4-7 所示。

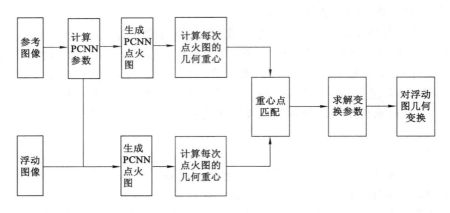

图 4-7　基于自适应 PCNN 的医学图像配准框图

该方法主要分为五步：

第一步：计算 PCNN 参数值。将参考图像作为 PCNN 外部刺激输入，求出 PCNN 参数值包括连接强度系数、衰减时间常数以及阈值幅度系数。

第二步：设置迭代次数，按照 PCNN 数学模型公式，PCNN 网络运行，每个神经元先后点火。

第三步：结束条件判断。满足结束条件 PCNN 网络结束运行，跳至第四步，否则，返回到第二步。

第四步：根据式(4-11)重心坐标计算公式计算各次迭代 PCNN 点火集群的重心坐标，得到两组重心点集合。

第五步：计算平移旋转参数。两组重心对应坐标之差为平移参数，各重心与该图像的中心相连，相应角度的差值，则为旋转角度。如图 4-8 所示。

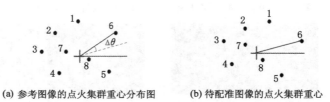

(a) 参考图像的点火集群重心分布图　　　　(b) 待配准图像的点火集群重心

图 4-8　参考图像和浮动图像重心分布示意图

4.2.3　基于互信息的精配准方法

互信息(Mutual Information，MI)是一种常用的相似性度量，描述了两幅图像之间的相关性。Ceolligno[201]和 Viola[202]早在 1995 年就分别将互信息作为相似性测度应用到图像配准中，后来互信息被作为应用最广的基于灰度的医学图像配准方法。

1. 互信息基础理论

互信息是定义在香农(Claude Shannon)熵的基础上的，是信息论中的一个基本概念。

香农熵的定义如式(4-12)。

$$H(X) = -\sum_X P_x(X)\log P_x(X) \tag{4-12}$$

式中，$P_x(X)$ 表示随机变量 X 的概率；$H(X)$ 表示事件 X 的信息熵。熵反映了系统的不确定性或复杂性，若一幅灰度图像的灰度级较多，则它的像素灰度值的分布就比较比较分散，因此熵的值就相对较大。同时，熵在另一方面也反映了图像灰度直方图的平坦度等，若熵的值较小，那么图像直方图就不那么平坦，有一个或多个尖峰；反之若熵的值很大，则直方图就比较平坦。

联合熵反映两个随机变量的相关性，随机变量 X,Y 的联合熵 $H(X,Y)$ 定义如式(4-13)。

$$H(X,Y) = \sum_{x,y} P(x,y)\log P(x,y) \tag{4-13}$$

X,Y 的互信息 $I(X,Y)$ 则定义为下：

$$I(X,Y) = H(X) + H(Y) - H(X,Y) \tag{4-14}$$

熵和互信息之间的关系可以图 4-9 的布尔关系表示。若用概率密度来表示互信息，将公式(4-12)(4-13)代入(4-14)，则互信息又可以用式(4-15)表示。

$$I(X,Y) = \sum_{x,y}\sum_{x,y} P(x,y)\log\frac{P(x,y)}{P(x)P(x)} \tag{4-15}$$

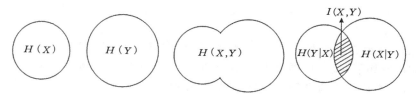

图 4-9 熵和互信息的关系

2. 互信息配准原理

在医学图像中，对于同一组织在不同的条件下生成的包不同图像来说，它们对应像素灰度在统计学上是相关的。当两幅图像解剖结构或者说空间位置到最佳匹配时，两幅图像之间的相关性达到最大，联合概率密度分布最集中，它们之间的不确定性则最小，此时两幅图像的互信息值达到最大[203]。换句话说，当两幅图像的互信息值达到最大时，它们的空间位置达到最佳匹配(一致)。基于互信息的配准方法可以用式(4-16)表示。

$$T_t^* = argmaxMI(I_2(x,y), I_1(T_t(x,y))) \tag{4-16}$$

其中，MI 表示两幅图像的互信息，用来衡量两幅图像匹配相似度。医学图像配准中两幅图像的互信息计算方法如图 4-10 所示。$T_t(x,y)$ 表示空间几何变换函数，图像配准的关键就是找出空间变换函数，然后依据这个变换关系求出变换参数 T_t^*。

基于互信息的配准方法直接使用整幅图像的灰度特征，不需要图像分割、特征提取等，实现简单，并且基于互信息的配准方法不仅适用于单模图像配准，同时也适用于多模图像配准。

2. 互信息配准具体实现

本章基于互信息的精配准方法中采用的灰度插值算法为 PV 插值算法，搜索策略采用粒子群优化算法(PSO)，搜索参数为($\Delta x,\Delta y,\Delta\theta$)，其中 $\Delta x,\Delta y$ 分别表示沿 x 轴和 y 轴的

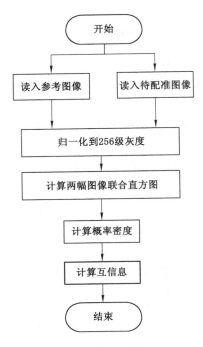

图 4-10　两幅图像互信息计算流程

平移参数，$\Delta\theta$ 表示旋转参数。本章实验中，粒子群优化算法的参数选取来自参考文献 [204]，具体设置如下：粒子种群规模大小为 $200(P=200)$，最大迭代次数为 $200(\text{Times}=200)$，由于有三个待优化的参数，因此粒子维数为 $3(D=3)$。

基于互信息的医学图像配准流程如图 4-10 所示。主要包括如下几个步骤：

Step 1：参数初始化，并读入参考图像和浮动图像；

Step 2：根据变换参数，对浮动图像进行空间几何变换和 PV 插值；

Step 3：按照互信息计算公式，计算参考图像和浮动图像的互信息值；

Step 4：判断互信息值是否达到最大，若是，则输出最佳变换参数；否则利用 PSO 算法继续参数搜索，回到 Step 2 对浮动图像进行几何变换和 PV 插值；

Step 5：得到配准结果。

4.2.4　基于自适应 PCNN 和互信息的 2D-2D 医学图像配准方法

在本节中，将用自适应 PCNN 模型对医学图像进行粗配准，获取粗略配准结果，然后将这个结果作为基于互信息的精配准的初始参数值，并对初始配准结果进一步微调获取高精度的配准结果。

1. 算法基本原理

在基自适应 PCNN 的粗配准阶段：首先，将参考图像作为输入图像求出 PCNN 网络参数值（包括连接强度系数，衰减时间常数，阈值幅度系数）。然后保证 PCNN 参数一致，分别向参考图像和浮动图像作为 PCNN 外部输入，设置迭代次数（本章实验迭代次数为 20），得到两组参考图像和浮动图像对应的点火图，共 40 幅点火图。计算每一幅点火图的重心坐标，得到两组重心点集合，这两组重心点集合作为特征点匹配对，计算变换参数，获得初始配准结果。

在基于互信息的精配准阶段：将粗配准阶段获得的初始配准参数值作为互信息配准的初始值，这样使得精配准阶段参数的搜索都在全局最优结果的附近。由于互信息是一个多峰值函数，在使用互信息作为相似性测度对进行图像配准时，使用优化算法进行搜索时容易陷入局部最优值，因此，将粗配准结果作为互信息配准的初始值可以在一定程度上避免陷入局部极值。

2. 算法具体实现

基于自适应 PCNN 和互信息由粗到细的医学图像配准框架如图 4-11 所示。

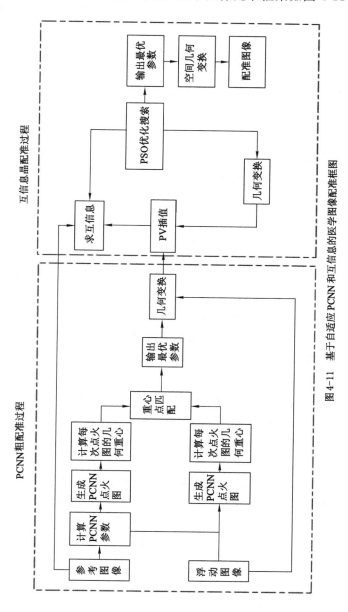

图 4-11　基于自适应 PCNN 和互信息的医学图像配准框图

具体实现步骤如下：

Step 1：将参考图像作为输入图像，求出 PCNN 参数值。

Step 2：将求得参数作为 PCNN 参数值，并保证参数和模型一致，分别将参考图像和浮动图像作为 PCNN 输入，生成两组点火图。

Step 3：计算各个点火图的几何重心坐标，获得两组重心点集合。

Step 4：计算变换参数，得到初始配准结果。

Step 5：将 Step 4 得到的初始配准参数值作为互信息配准过程的初始值。

Step 6：利用粒子群算法进行参数优化搜索，并对待配准图像做几何变换与灰度插值。

Step 7：计算参考图像与浮动图像的互信息值。

Step 8：判断互信息值是否最大，若是最大值，跳至 Step 9；反之，则返回到 Step 6 继续参数优化搜索。

Step 9：计算变换参数，得到最终配准结果。

3. 时间复杂度分析

在基于自适应 PCNN 的粗配准阶段，基于 PCNN 的参数 PCNN 参数优化方法中，假设蚂蚁数量为 N_1，因此蚂蚁初始化的时间复杂度为 $O(N_1)$。蚁群优化算法的迭代次数为 T_1，目标图像为一个 $P \times Q$ 的二维矩阵，因此迭代过程（包括更新适应度值，更新信息素和蚂蚁位置）的时间复杂度为 $O(N_1 T_1 PQ)$，因此，基于 ACO 的 PCNN 参数优化过程的时间复杂度为 $O(N_1 T_1 PQ)$。

在基于互信息的精配准阶段，粒子数量为 N_2，PSO 算法搜索过程的迭代次数为 T_2，初始化过程的时间复杂度为 $O(N_2)$。适应度函数为互信息，迭代过程（更新适应度函数值，更新粒子速度和位置）的时间复杂度为 $O(N_2 T_2 PQ)$。因此，基于互信息的配准过程的时间复杂度为 $O(N_2 T_2 PQ)$。

在整个配准过程中，假设蚂蚁数量和粒子数量相等都为 N，两种算法的最大迭代次数都为 T，即 $N_1 = N_2 = N$，$T_1 = T_2 = T$，那么整个过程的时间复杂度可表示为 $O(NTPQ)$。

4.2.5　实验结果与分析[169]

本节实验软件环境为 MatLab 2010Ra，硬件环境配置环境为 Win 7 64 位，8G 运行内存。实验影像数据都来自哈佛全脑数据库，该数据库包含了高质量的脑图像和相应的临床数据信息。全脑图谱包含了各种医学影像，如 MR 影像、CT 影像、PET 影像、SPET 影像等，图像大小为 256 * 256。

为了验证本章节提出的由粗到细的医学图像配准算法性能，分别对 MR 影像和 CT 影像进行了实验仿真测试。在对 MR 图像和 CT 图像进行仿真测试实验中我们又分别进行了四组不同变换参数的验证。并且还和 SIFT 算法[205]，互信息算法[204]进行实验对比。本节采用互信息（MI）和均方根误差（RMSE）[167]对不同配准方法进行性能评价。均方根误差表示配准后的浮动图像与参考图像灰度差平均值的根，计算方法如下式（4-17）所示。

$$RMSE = \sqrt{\frac{1}{N} \sum_{i,j} (S_{ij} - S_{ij}')} \tag{4-17}$$

式中，N 表示图像像素点的个数；S_{ij} 和 S_{ij}' 分别表示参考图像和浮动图像在 (i,j) 位置的像素点的像素值大小。

（1）MR 影像实验仿真

对 MR 图像配准的实验,我们配准了四组不同变换参数的不同 MR 图像,实验结果如表 4-1 所示。其中 Δx 表示水平变换参数,Δy 表示垂直变换参数,$\Delta \theta$ 表示旋转角度。本节的旋转都围绕图像中心按顺时针方向旋转的。

表 4-1　MR 图像配准参数与精度比较

| 方　法 | 参　数 | | | RMSE | M I |
	Δx	Δy	$\Delta \theta$		
第一组 金标准	5	5	5	——	——
互信息方法	4.901 0	4.991 9	5.004 0	0.052 8	1.375 9
SIFT 方法	5.661 4	4.855 0	4.762 3	0.114 1	1.007 6
PCNN 方法	5.595 6	6.410 2	5.040 8	0.099 8	1.053 8
PCNN＋互信息	4.962 2	4.993 5	5.002 7	0.051 1	1.399 4
第二组 金标准	5	10	10	——	——
互信息方法	4.866 6	10.025 5	10.006 6	0.117 7	0.985 2
SIFT 方法	4.986 0	8.228 8	9.989 6	0.152 4	0.821 6
PCNN 方法	6.736 3	11.729 3	9.791 5	0.121 3	0.944 5
PCNN＋互信息	4.892 1	10.012 3	10.005 0	0.112 6	0.996 1
第三组 金标准	20	10	10	——	——
互信息方法	19.835 9	10.014 3	10.014 6	0.151 0	0.826 0
SIFT 方法	20.742 4	7.861 1	10.016 9	0.257 6	0.505 3
PCNN 方法	21.729 4	11.744 0	9.824 0	0.162 9	0.773 7
PCNN＋互信息	19.867 8	10.026 6	10.007 4	0.148 9	0.838 0
第四组 金标准	20	20	20	——	——
互信息方法	19.767 6	20.082 2	20.036 0	0.221 3	0.619 3
SIFT 方法	19.771 5	17.335 4	21.005 3	0.253 4	0.499 3
PCNN 方法	23.780 9	21.723 4	18.687 4	0.212 7	0.606 6
PCNN＋互信息	19.767 7	20.083 7	20.000 7	0.211 2	0.620 3

SIFT 算法对灰度变换敏感,对于灰度变化较小的图像,SIFT 算法提取的角点数目较少。从表 4-1 可以看出,对于医学图像,SIFT 算法配准结果存在一定误差。互信息配准方法能达到较好的配准结果,但根据互信息的定义公式可知互信息是一个多峰值函数,很容易陷入局部最优解,造成误配准,因此互信息配准对优化搜索算法的要求很高。对于 MR 图像,当变换参数较小时,PCNN 配准也能取得较好的结果。而本章提出的基于 PCNN 和互信息由粗到细的配准方法不仅能达到较高的配准精度,同时也在一定程度上避免了陷入局部最优解的可能。将基于 PCNN 的粗配准结果作为互信息精配准的初始值,使得搜索围绕最优解进行,最坏情况也就是粗配准结果。

为了更加直观地对比观察各种配准方法的配准结果,我们对表 4-1 第二组实验的实验图像取出,对参考图像和浮动图像及配准后的图像的边缘轮廓重叠差异进行对比,如图4-12所示。图(a)为参考图像,图(b)为浮动图像,理想变换参数为(5,10,10)。图(c)为配准前参考图像和浮动图像的边缘轮廓重叠效果,图(d)为只使用互信息的配准图像,图(e)为互信息配准结果与参考图像边缘轮廓重叠结果,图(f)为基于 SIFT 的配准结果图像,图(g)为SIFT 配准结果与参考图像边缘轮廓重叠结果,图(h)为 PCNN 粗配准结果图像,图(i)为PCNN 配准结果和参考图像的边缘轮廓重叠结果,图(j)为互信息精配准结果图像,图(k)为精配准图像和参考图像边缘轮廓重叠效果。

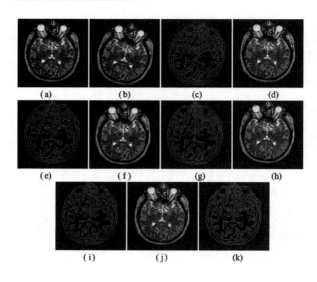

图 4-12　MR 图像配准结果

　　红色边缘表示参考图像的边缘轮廓,绿色表示浮动图像的边缘轮廓,红色与绿色重合区域呈现黄色,红色和绿色越少表示配准效果越好。从图中也可以看出,本章算法和互信息配准方法效果较好,然而,表 4-1 互信息和均方根误差的值表明本章的由粗到细的配准方法表现出更好的配准效果。

　　除此之外,我们还对第每组数据各测试了 10 次,图 4-13 给了 10 次测试的平均误差值,这个误差值是平移误差和旋转误差的平均值,平移的单位为像素,角度单位为度。由此可以清楚直观地看出各配准算法性能。

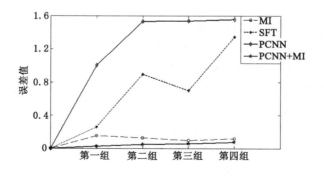

图 4-13　MR 图像配准误差

（2）CT 影像实验仿真

对 CT 图像配准的实验,与 MR 图像配准实验一样,我们也配准了四组不同变换参数的 CT 图像,实验结果如表 4-2 所示。其中 Δx 表示水平变换参数,Δy 表示垂直变换参数,$\Delta \theta$ 表示旋转角度。

表 4-2　CT 图像配准参数与精度比较

方法	参数			RMSE	M I
	Δx	Δy	$\Delta \theta$		
第一组　金标准	0	0	10	—	—
第一组　互信息方法	−0.175 2	−0.020 8	10.010 3	0.040 0	1.343 0
第一组　SIFT 方法	2.890 0	1.764 5	10.036 2	0.207 6	0.731 9
第一组　PCNN 方法	−0.070 0	1.245 4	10.384 3	0.132 6	0.898 1
第一组　PCNN＋互信息	−0.169 5	0.020 9	10.008 1	0.038 7	1.347 9
第二组　金标准	5	5	5	—	—
第二组　互信息方法	4.867 5	4.939 4	5.100 8	0.097 0	0.996 1
第二组　SIFT 方法	6.512 7	5.191 6	4.798 7	0.160 4	0.835 2
第二组　PCNN 方法	4.113 6	6.077 1	4.901 7	0.169 5	0.811 7
第二组　PCNN＋互信息	4.878 7	4.950 3	5.013 0	0.095 1	0.998 2
第三组　金标准	5	10	10	—	—
第三组　互信息方法	4.847 3	10.426 0	10.527 7	0.188 8	0.772 4
第三组　SIFT 方法	6.495 2	10.552 5	10.028 6	0.233 6	0.678 1
第三组　PCNN 方法	3.560 2	9.998 2	11.875 2	0.217 3	0.713 6
第三组　PCNN＋互信息	4.831 7	9.981 2	10.008 3	0.175 9	0.798 0
第四组　金标准	10	10	20	—	—
第四组　互信息方法	9.745 6	10.028 0	20.103 0	0.243 1	0.671 9
第四组　SIFT 方法	12.874 1	12.722 9	20.017 7	0.249 9	0.654 2
第四组　PCNN 方法	8.092 3	10.245 7	17.194 6	0.242 7	0.665 2
第四组　PCNN＋互信息	9.976 3	10.030 2	19.989 1	0.232 7	0.682 0

从表 4-2 可以看出,对于 CT 影像,SIFT 配准算法平移误差较大,最大达到 2.8 个像素,而旋转误差较小,一般都在 0.3 以内。基于 PCNN 的配准方法在参数变换较小时角度的误差只有零点几,平移参数的误差也在两个像素以内。但是在变换参数较大时,角度误差却达到两个多,相对较大。但是从 RMS 和互信息的值来看,PCNN 配准方法的每组的互信息值都要大于 SIFT 算法配准结果,而 RMS 的值要小于 SIFT 算法,说明 PCNN 快速配准算法要优于 SIFT 算法。而互信息算法和 PCNN 和互信息算法都能达到较高精度,这两种算法对于平移参数都只有零点几个像素误差,并且都在 0.2 个像素内,而旋转角度误差更是只有零点零几个误差,而从 MI 和 RMS 的值分析比较可以看出,本章基于自适应 PCNN 和互信配准方法表现出更好的配准结果。

与 MR 图像配准实验一样,为了直观观察各种方法的配准效果,对表 4-2 中第一组实验,对各种配准方法得到的配准后的浮动图像分别与参考图像的边缘重叠情况进行对比,如

图 4-14 所示。两幅图像的边缘轮廓分别为红色和绿色，若两个轮廓重叠则显示黄色。

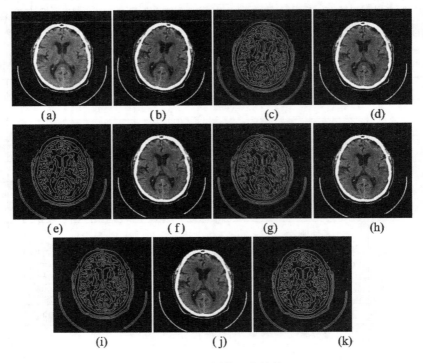

图 4-14　CT 图像配准结果

除此之外，对于错误率的定性计算，跟 MR 图像实验一样，我们也对第每二组 CT 图像数据各测试了 10 次，图 4-15 给了 10 次测试的平均误差值。从图中可以清楚地看出对于 CT 影像，SIFT 算法配准误差最大，而基于自适应 PCNN 和互信的医学图像配准方法错误率明显低于其他方法。

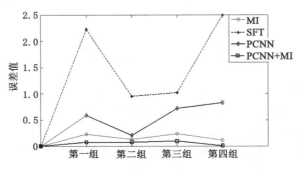

图 4-15　CT 图像配准误差

从对 MR 图像和 CT 图像的配准实验结果分析比较中，可以得出基于自适应 PCNN 和互信息由粗到细的配准方法不论是对 MR 图像还是 CT 图像都能得到很好的配准结果。实验表明，基于自适应 PCNN 和互信息由粗到细的配准方法具有一定的鲁棒性，该方法既拥有基于互信息的配准的高精度特征，又在一定程度上避免了陷入了局部最优的可能。

4.3 基于优化的 3D-PCNN 和互信息的 3D-3D 医学图像配准方法

二维图像配准速度较快,实现简单,在临床诊断与医学图像处理领域都具有重要意义。但在实际的手术导航、放射性治疗计划中,二维医学图像包含信息量相对较少,缺少了人体三维立体结构信息,不能很好地满足临床诊断的需求。随着学者对医学图像配准方法的研究更加细致和系统化,医学图像配准也从二维图像配准发展到三维医学图像配准。

4.3.1 2D-PCNN 到 3D-PCNN 的扩展

脉冲耦合神经网络(PCNN)作为第三代人工神经网络,其灵感来自猫等动物的大脑皮层,PCNN 神经元模型是对生物的真实神经元的一种简化与近似。由于其生物学特性在图像处理方面具有天然的优势,PCNN 已经被广泛应用到图像处理的各个领域(如:图像分割、图像降噪、图像融合、边缘检测、图像特征提取等)[206],但这都是针对二维图像。

对于三维图像处理,以往通常的方法都是对二维的一系列切片图像进行处理,然后再将处理后的二维切片图像还原成三维数据,这种方法比较复杂,切浪费时间和精力。既然 PC-NN 对于二维图像处理的应用已经取得如此多的成果,那么能否将 PCNN 扩展应用到三维图像处理中呢? 基于此问题,本章通过将二维空间的二维 PCNN 链接权矩阵扩展为三维链接权矩阵,从而将二维的 PCNN 模型从二维空间扩展到三维空间,为了区分我们称二维空间的 PCNN 模型为 2D-PCNN 模型,因此我们将 2D-PCNN 扩展到三维空间得到 3D-PCNN 模型。图 4-16 为 3D-PCNN 神经元模型[207]。

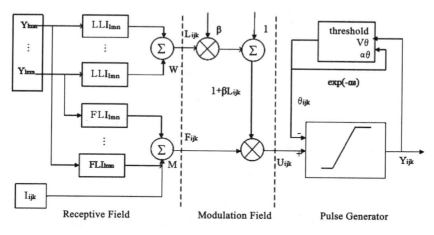

图 4-16 3D-PCNN 神经元模型

3D-PCNN 模型相应的数学模型如式(4-18)至式(4-22)所示:

$$F_{ijk}(n) = \mathrm{e}^{-\alpha_F} F_{ijk}(n-1) + V_F \sum_{l,m,n} M_{ijklmn} Y_{lmn}(n-1) + I_{ijk} \tag{4-18}$$

$$L_{ijk}(n) = \mathrm{e}^{-\alpha_L} L_{ijk}(n-1) + V_L \sum_{l,m,n} W_{ijklmn} Y_{lmn}(n-1) \tag{4-19}$$

$$U_{ijk}(n) = F_{ijk}(n)(1 + \beta L_{ijk}(n)) \tag{4-20}$$

$$\theta_{ijk}(n) = \mathrm{e}^{-\alpha_\theta} \theta_{ijk}(n-1) + V_\theta Y_{ijk}(n-1) \tag{4-21}$$

$$Y_{ijk}(n) = \{1, U_{ijk}(n) \geqslant \theta_{ijk}(n) 0, U_{ijk}(n) < \theta_{ijk}(n) \tag{4-22}$$

3D-PCNN 模型能直接接收三维图像数据,且输出也是三维图像。模型中各变量表示的含义与 2D-PCNN 模型类似。只是图像像素点(PCNN 神经元)从平面扩展到立体空间,并且链接权矩阵也从二维扩展到三维。

在 3D-PCNN 模型中,如图 4-17 所示,当半径 $r=1$ 时,每个中心神经元(边缘处例外)与周围的 6 个神经元相连接,即前后左右上下 6 个神经元;当 $r=1.5$ 时,每个中心神经元与周围的 18 个神经元相连接,除了前后左右上下 6 个神经元,还有立方体的 112 个棱中心点的 12 个神经元,共 18 个;当 $r=\sqrt{3}$ 时,每个中心神经元与周围的 26 个神经元相连接,除了半径等于 1.5 时的 18 个神经元,还包括立方体的 8 个顶点的 8 个神经元,一共 26 个神经元与之相邻。考虑到三维图像计算复杂度等,本章只考虑了三维 6 邻域的神经元影响,即每个神经元都接收上下左右前后六个神经元的链接影响。

3D-PCNN 模型中的链接权矩阵 W_{ijklmn} 与 M_{ijklmn} 都是一个三维矩阵,即包含了两个卷积核。链接权矩阵可表示为式(4-23)。链接权矩阵体现了周围神经元(像素)对中间神经元(像素)的影响关系,也即是影响中心神经元与其周围神经元信息传递[208]。

$$W_{ijklmn} = \left\{ \begin{bmatrix} 0 & 0 & 0 \\ 0 & 1 & 0 \\ 0 & 0 & 0 \end{bmatrix}, \begin{bmatrix} 0 & 1 & 0 \\ 1 & 0 & 1 \\ 0 & 1 & 0 \end{bmatrix}, \begin{bmatrix} 0 & 0 & 0 \\ 0 & 1 & 0 \\ 0 & 0 & 0 \end{bmatrix} \right. \tag{4-23}$$

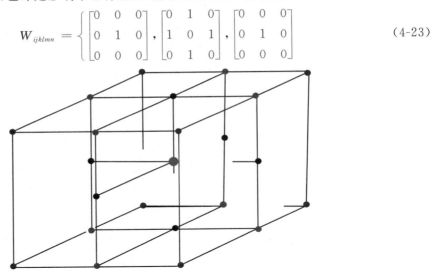

图 4-17　3D-PCNN 神经元链接模型

当 3D-PCNN 模型应用于医学图像配准时,三维图像矩阵 $P \times Q \times K$,可以看作是 3D-PCNN 对应的 $P \times Q \times K$ 个神经元,3D-PCNN 外部输入 I_{ijk} 对应三维图像 (i,j,k) 位置像素的灰度值大小。根据式(4-32)、(4-34)、(4-36)可知灰度值较大的像素点先点火,先发放脉冲,在脉冲传播过程中会影响周围 3 邻域的三维空间点火时间提前,使得灰度相近的像素点对应神经元同步发放脉冲,输出一个三维的二值序列 $Y[n]$,序列包含了图像的边缘、区域、纹理等信息。

4.3.2　改进的 3D-PCNN 模型及参数优化

PCNN 模型从二维空间扩展到三维空间,但模型复杂性并未减少,甚至更复杂比较复杂。每一幅三维医学图像都有几百幅二维图像切片,每一幅二维图像又包含几千个像素点,因此,本章对 3D-PCNN 模型进行优化。对于输入部分还是采用 Eckhorn[67]的经典简化方

式,即输入部分数学公式表示为:

$$F_{ijk}(n) = I_{ijk} \tag{4-24}$$

$$L_{ikj}(n) = \sum W_{ijkl}\, Y_{lmn} \tag{4-25}$$

对于动态阈值,从公式(4-35)可以知道动态阈值 θ 是呈指数衰减的,这种衰减方式对于神经元节点较少的二维图像处理是没有问题的,但是对于三维图像数据,由几百幅二维图像组成,运行时间也就相当于二维图像处理时间的几百倍,为了省开销,本章将指数衰减改为线性衰减[178],线性衰减阈值仍然遵守阈值下降趋势。阈值指数衰减与线性衰减方式如图 4-18 所示。

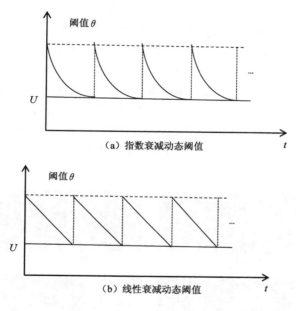

图 4-18　动态阈值衰减方式

线性衰减动态阈值 θ 的计算公式如下:

$$\theta_{ijk}(n) = \theta_{ijk}(n-1) - \Delta + V_\theta\, Y_{ijk}(n-1) \tag{4-26}$$

式中,Δ 表示动态阈值 θ 的调整步长,为了使线性衰减的阈值能够遍历图像中所有可能的灰度像素点,阈值调整步长的取值为 PCNN 迭代次数的倒数,假设 PCNN 最大迭代次数为 N,那么调整步长表示为:$\Delta = \dfrac{1}{N}$。

对于 3D-PCNN 模型,若采用前述对 2D-PCNN 的参数优化方法,也即是采用图像熵作为适应度函数,将三维图像数据作为输入数据,利用蚁群算法去搜索脉冲耦合神经网络参数值,仅搜索参数就会花费几十分钟的时间,这样显然不适用。因此,本章从三维图像的几百幅切片中随机选择一幅图像,将此图像作为处理对象,带入前面提出的自适应 PCNN 模型(ACO-PCNN),自动计算出 PCNN 的参数值,也即是连接强度系数,衰减时间常数和阈值幅度系数。然后,将此参数值作为对应的 3D-PCNN 模型的参数值。

4.3.3　基于优化的 3D-PCNN 和互信息的 3D-3D 医学图像配准方法

本章 4.2 节中详细介绍了利用 PCNN 的集群特性实现了 2D-2D 医学图像的粗配准方

法,并结合互信息将粗配准结果进一步调整细化获得更高精度的配准结果,通过对 MR 图像和 CT 图像的实验仿真验证了该方法能够取得较好的配准结果。基于 PCNN 的配准方法是利用 PCNN 各次迭代点火图的几何重心作为特征点匹配对,该方法不像基于图像灰度的配准方法(如基于互信息的配准算法)那样需要搜索策略去搜索最优变换参数,也不需要相似性度量,在一定程度上避免了陷入局部最优值的可能性。基于互信息的配准方法配准精度高,实现简单不需要特征提取、特征匹配等,直接对图像灰度进行操作,配准精度高,但是容易陷入局部最优解。基于 PCNN 和互信息的配准方法,结合了两者的优势,本节将介绍基于 3D-PCNN 和互信息的 3D-3D 医学图像配准方法。

1. 基于优化的 3D-PCNN 的 3D 图像粗配准方法

PCNN 点火集群具有旋转、平移、扭曲不变特性,将 PCNN 扩展到三维空间的 3D-PCNN 的点火集群也同样具有旋转、平移、扭曲不变特性。基于 3D-PCNN 的 3D-3D 医学图像配准方法与基于 PCNN 的 2D-2D 医学图像方法的原理类似。为了方便理解,图 4-19 为参考图像与待配准图像各次迭代点火集群示意图的三视图(轴向图、矢状图、冠状图)显示,(a)为参考图像各次迭代点火图三视图显示,分别列出了第 1 次到第 11 次迭代点火图的三视图。(b)为浮动图像各次迭代点火图三视图显示,也列出了第 3 次到第 11 次迭代点火图的三视图。从图中可以清楚地看出 PCNN 相似性集群及相似性集群间平移、旋转等不变的特性。

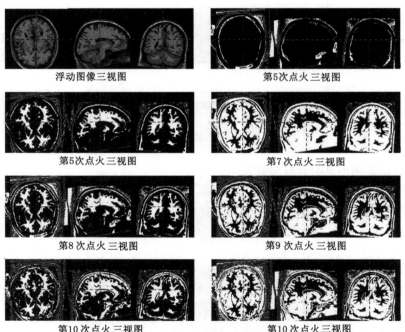

图 4-19　参考图像和浮动图像各次迭代点火图三视图显示

与 2D-2D 图像配准方法一样,得到参考图像与待配准图像各次点火集群后,并利用三维空间几何重心公式如式(4-27)所示计算出各个点火集群的重心,然后将两组重心作为特征点,求出变换参数,可以完成医学图像粗配准工作。

$$\begin{cases} x_G = \dfrac{\sum G_i.x_i}{G}, y_G = \dfrac{\sum G_i.y_i}{G}, z_G = \dfrac{\sum G_i.z_i}{G} \end{cases} \tag{4-27}$$

基于优化的 3D-PCNN 的 3D-3D 医学图像配准方法框架如图 4-20 所示。

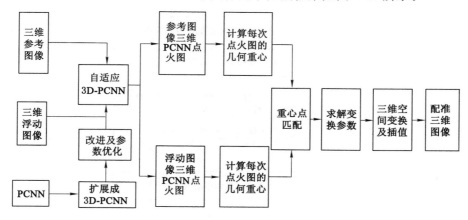

图 4-20　基于 3D-PCNN 的 3D-3D 医学图像配准实现过程

具体实现步骤如下:

Step 1:将 2D-PCNN 扩展成 3D-PCNN,并对扩展的 3D-PCNN 模型进行改进,用线性衰减点火阈值代替指数衰减阈值,得到改进的 3D-PCNN 模型。

Step 2:输入三维图像数据,从几百幅二维切片图像中随机选择一幅切片图像,作为输入图像,代入与 3D-PCNN 对应的类似 2D-PCNN 模型,计算出 PCNN 参数值。

Step 3:将 Step 2 中求出的参数值作为改进的 3D-PCNN 模型的初始参数值,设置一定点火迭代次数,分别将三维参考图像数据和三维浮动图像数据作为 3D-PCNN 的外部刺激输入:3D-PCNN 网络运行,获取两组三维 PCNN 点火图(两组三维的二值图像序列)。

Step 4:根据重心坐标计算公式,分别计算出参考图像和浮动图像每次三维点火图的几何重心坐标,得到两组三维重心点集合,并将此作为特征点匹配对。

Step 5:计算空间变换参数 $(t_x, t_y, t_z, \theta_x, \theta_y, \theta_z)$。

Step 6:三维空间变换与三维插值,得到配准后的三维图像数据。

2. 基于互信息的 3D 图像精配准方法

图像配准过程通常需要计算几百次互信息,特别是三维图像配准互信息计算更为复杂,因此配准速度比较慢,对于 181 * 217 * 181 的三维图像,采用互信息配准方法时,若计算图像的全部数据点的灰度值,即使是性能较好的计算机一般也需要好几个小时的时间。为了减少计算量,提高配准速度,实验中一般都是采取 3D 立体图像中的部分数据点来计算互信息。选择部分数据点的过程称为采样过程,选取采样点的方法通常有两种,即随机采样和有规律地间隔一定数量点采样。本章采用第二种采样方法,对三维参考图像和浮动图像以 $M * N * L$ 的采样间隔步长进行采样。本章对于处理的 181 * 217 * 181 的三维图像的采样间隔(采样步长)为 5 * 6 * 5,单位为毫米(mm)。基于互信息的三维图像配准流程如图 4-21 所示。

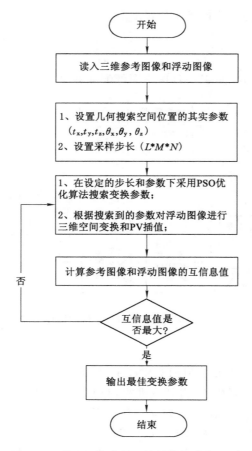

图 4-21　基于互信息的三维图像配准流程图

3. 基于优化的 3D-PCNN 和互信息的 3D-3D 图像精配准方法

基于优化的 3D-PCNN 和互信息的 3D-3D 图像配准方法与第 2 章提出的基于自适应 PCNN 和互信的 2D-2D 配准方法原理一样，都是将 PCNN 配准获得的粗配准结果作为互信息配准过程参数搜索的初始值，进一步优化配准结果，获得更高精度的配准结果。基于优化的 3D-PCNN 和互信息的 3D-3D 医学图像配准方法框架图如图 4-22 所示。

3D-PCNN 粗配准阶段：首先，通过修改链接权矩阵，将二维 PCNN 的二维链接权矩阵扩展为三维链接权矩阵，实现 2D-PCNN 模型到 3D-PCNN 模型的扩展，3D-PCNN 模型能直接接收三维图像输入并且输出也是三维二值图像序列的。为了简化计算，采用 Eckhorn 简化输入部分的方式对 3D-PCNN 输入部分进行类似简化，同时还采用线性衰减阈值代替指数衰减阈值。为了自适应确定 3D-PCNN 参数，随机选择三维图像中一幅切片图利用类似的 2D-PCNN 模型计算出 PCNN 参数值，将此 3D-PCNN 的网络参数值。然后，利用参考图像和浮动图像对应的 3D-PCNN 的每次迭代点火图的重心坐标求出粗配准参数值。

互信息精配准阶段：根据处理三维图像，设置采样步长 $M * N * L$，将粗配准参数作为初始搜索参数，对浮动图像重复进行"PSO 参数搜索——三维空间变换与三维 PV 插值——

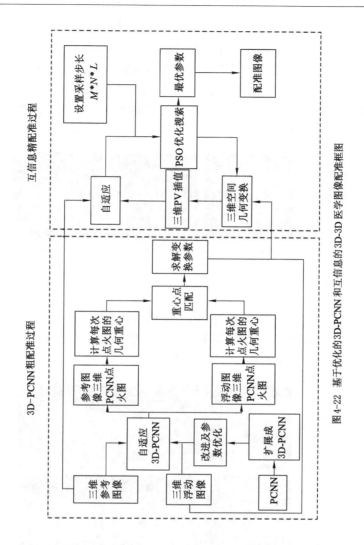

图 4-22　基于优化的 3D-PCNN 和互信息的 3D-3D 医学图像配准框图

计算互信息",直到参考图像和浮动图像的互信息值达到最大。最后,得到最佳变换参数,得到最终配准结果。

4.3.4　实验结果与分析

本节实验软件环境为 MatLab 2010Ra,硬件环境配置环境为 Win 7 64 位,8G 运行内存。实验数据来自 Brain Web,图像大小为 181 * 217 * 181,沿各个方向的切片厚度大小都是 1 mm。

对于三维图像的配准,我们对 T_1 加权 MR 图像和 PD 加权 MR 图像分别进行了测试仿真,并且对每种图像都测试了两组不同的变换参数的立体图像。为了方便分析和理解,实验中取三维立体图其中第 86 切片进行体三视图显示,顺序依次是轴向图 4-23(a)、失状图 4-23(b)、冠状图 4-23(c)。

1. MR-T$_1$ 影像实验仿真

我们对发生不同平移和旋转变换参数的 MR-T$_1$（T$_1$ 加权）图像配准，仿真测试了两组不同变换参数。浮动体 1 和浮动体 2 都是由参考体图像结果三维几何空间变换得到的。第一组变换参数为 $(3,3,3,5,5,5)$，也即是沿 x 轴、y 轴和 z 轴的平移变量都为 3 mm，绕 x 轴、y 轴和 z 轴的旋转变量都为 5°。为了直观地比较观察配准前后参考图像差别，我们还采用棋盘格差异方法显示配准前后参考图像和浮动图像差异，如图 4-23 所示。

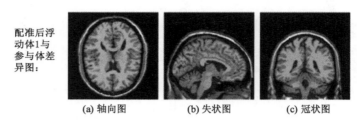

(a) 轴向图　　　　(b) 失状图　　　　(c) 冠状图

图 4-23　MR-T$_1$ 图像配准结果 1（变换参数：$(3,3,3,5,5,5)$）

第一组是变换参数相对较小的情况，第二组则变换参数相对增大，第二组变换参数为 $(6,6,3,10,10,10)$，也即是沿 x 轴、y 轴和 z 轴的平移变量分别为 6 mm、6 mm、3 mm，绕 x 轴、y 轴和 z 轴的旋转变量都为 10°。配准结果及配准前后差异如图 4-24 所示。

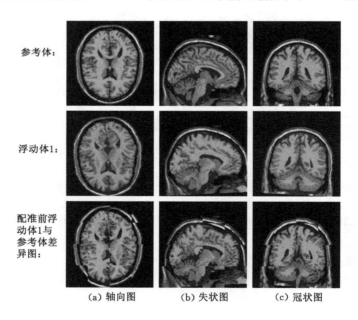

(a) 轴向图　　　　(b) 失状图　　　　(c) 冠状图

图 4-24　MR-T$_1$ 图像配准结果 2（变换参数：$(6,6,3,10,10,10)$）

从图 4-23 和图 4-24 可以看出，配准前参考体和浮动体图像空间位置差异非常大，而配准后的浮动体与参考体空间位置基本达到重合，由此推出配准后空间位置差异很小，也就是说配准结果比较理想。

为了进一步分析和比较，我们还将本章的配准方法与单纯使用互信息和 3D-PCNN 粗配准结果进行比较,不同方法的配准参数和配准误差如表 4-3 所示。其中,T_x、T_y、T_z 表示平移变量,θ_x、θ_y、θ_z 表示旋转角度。从表 4-3 可以看出,3D-PCNN 粗配准误差还是比较大的,最大都达到近 2° 的旋转误差和 1.3 mm 的平移误差。但是若使用 3D-PCNN 作为粗配准,再用互信息方法进行精配准,能获得比单纯使用互信息配准更高的精度。并且还在一定程度上较少了互信息配准陷入局部最优解的可能性。

表 4-3　MR-T1 图像配准结果对比

方法 \ 参数		配准参数(平移/mm 旋转/(°))						误　差	
		T_x	T_y	T_z	θ_x	θ_y	θ_z	平移/mm	旋转/(°)
第一组	实际变换参数	3	3	3	5	5	5	—	—
	互信息方法	3.054	2.984	3.032	5.120	4.954	4.989	0.225	0.059
	3D-PCNN	3.511	1.885	3.864	4.366	4.455	5.541	0.830	0.573
	3D-PCNN+ 互信息方法	3.018	3.011	2.997	4.897	5.012	5.019	0.014	0.041
第二组	实际变换参数	6	6	3	10	10	10	—	—
	互信息方法	6.325	5.995	3.102	10.224	9.975	10.065	0.144	0.105
	3D-PCNN	6.994	5.211	1.621	9.211	11.915	10.931	0.865	1.215
	3D-PCNN+ 互信息方法	6.002	6.132	3.102	10.120	9.981	10.095	0.079	0.078

2. MR-PD 影像实验仿真

对 MR-PD(PD 加权)图像配准,与 MR-T₁(T₁ 加权)图像一样,也进行两组实验,第一组变换参数为 $(6,5,8,10,5,12)$,也就是沿 x 轴、y 轴和 z 轴的平移变量分别为 6 mm、5 mm、8 mm,绕 x 轴、y 轴和 z 轴的旋转变量分别为 10°、5°、12°。配准前后差异图如图 4-25 所示。从图中可以清楚地看出采用基于 3D-PCNN 和互信息的配准方法配准后的浮动图像与参考图像差异明显减小,配准后的边缘轮廓基本能与参考图像边缘轮廓重合。

第二组 MR-PD(PD 加权)图像测试的变换参数为 $(5,4,7,3,6,2)$,也即是沿 x 轴、y 轴和 z 轴的平移变量分别为 5 mm、4 mm、7 mm,绕 x 轴、y 轴和 z 轴的旋转变量分别为 3°、6°、2°。配准前后差异图如图 4-26 所示。

从图 4-26 可以看出,配准前两幅图像差异很大,边缘轮廓以及一些感兴趣点、区域出现错位现象,而配准后,除了空间变换出界点外(失状图右出界部分没有补齐),同一解剖位置基本达到空间一直位置。两组配准参数如表 4-4 所示。

从对两组 MR-T1 图像和两组 MR-PD 影像的仿真实验可以看出,本章提出的基于优化的 3D-PCNN 和互信息的配准方法对于 3D 医学图像配准是有效的,配准后的浮动图像与参考图像同一解剖位置基本达到空间一致,实验说明本章方法能取得较好的配准结果。

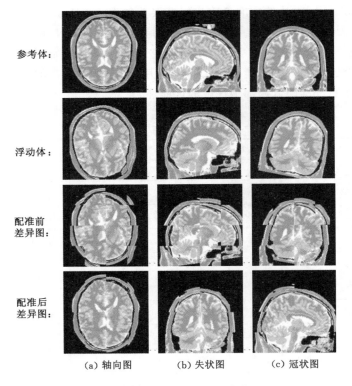

参考体：

浮动体：

配准前
差异图：

配准后
差异图：

(a) 轴向图　　　　(b) 失状图　　　　(c) 冠状图

图 4-25　MR-PD 图像配准结果 1（变换参数：(6,5,8,10,5,12)）

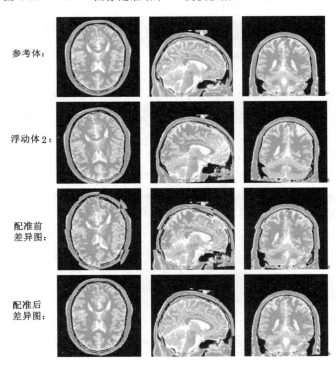

参考体：

浮动体 2：

配准前
差异图：

配准后
差异图：

图 4-26　MR-PD 图像配准结果 2（变换参数：(5,4,7,3,6,2)）

表 4-4　MR-PD 图像配准结果对比

方法 \ 参数		配准参数（平移/mm 旋转/(°))						误差	
		T_x	T_y	T_z	θ_x	θ_y	θ_z	平移/mm	旋转/(°)
第一组	实际变换参数	6	5	8	10	5	12	—	—
	互信息方法	5.874	5.043	8.052	9.895	5.134	12.095	0.074	0.111
	3D-PCNN	4.951	6.134	8.624	11.364	6.247	10.845	0.935	1.255
	3D-PCNN+互信息方法	6.062	4.965	7.987	10.161	4.987	12.096	0.037	0.090
第二组	实际变换参数	5	4	7	3	6	2	—	—
	互信息方法	5.104	3.981	7.065	2.892	5.978	2.089	0.063	0.073
	3D-PCNN	4.005	6.124	5.784	3.057	4.158	2.824	1.445	0.908
	3D-PCNN+互信息方法	5.061	3.960	7.009	2.976	6.024	1.892	0.037	0.052

4.4　医学图像配准原型系统

为了使医学图像配准过程直观、便捷，便于用户使用，在 MatLab 平台上分别实现 2D-2D 医学图像配准原型系统和 3D-3D 医学图像配准原型系统。

4.4.1　2D-2D 医学图像配准原型系统

2D-2D 医学图像配准原型系统的目的在于实现 2D-2D 医学图像配准，方便用户使用。主要功能模块包括 PCNN 参数优化、医学图像配准、帮助、退出系统。系统主界面如图 4-27 所示。

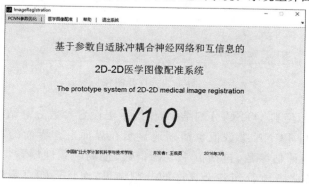

图 4-27　系统主界面

首先，利用改进的蚁群算法对脉冲耦合神经网络 PCNN 进行参数优化得到自适应 PCNN 模型，并将自适应的 PCNN 模型应用到医学图像分割上，验证其性能。然后将自适应 PCNN 应用于医学图像配准，包括核磁共振图像和 CT 图像的配准。为了分析比较，本系统还实现了互信息配准、SIFT 算法、PCNN 与互信息结合的由粗到细的方法分别实现 MR 图像和 CT 图像的配准。并采用均方根误差 RMSE 和互信息 MI 对四种算法进行评价，验证各算法的性能。

（1）PCNN 参数优化

参数自适应 PCNN 算法的界面如图 4-28 所示。主要是用医学图像分割实验为例来验证提出的自适应 PCNN 模型的有效性，首先需要导入图像，导入图像界面如图 4-29 所示。根据打开图像界面可以浏览文件夹选择对应图像单击即可。

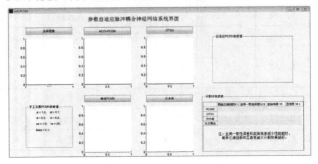

图 4-28　自适应 PCNN 系统初始界面

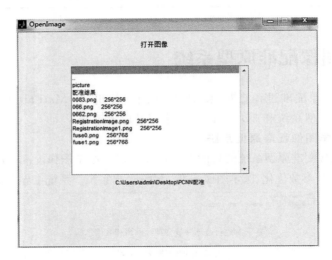

图 4-29　打开图像

界面同时还显示经典 OTSU 分割结果，传统手工设置参数分割结果以及分水岭分割结果。蚁群算法搜索的 PCNN 参数值也清晰地显示在界面上。界面的右下方还专门设置了一个面板，显示分割评估参数，包括概率兰德指数、全局一致性误差、变换信息和互信息的值，该界面不仅能够清晰地看到各个算法的分割结果，而且还能直观地看到评估参数。如图 4-30 所示。

（2）2D-2D 医学图像配准模块

2D-2D 医学图像配准模块包括本章提出的基于自适应 PCNN 和互信息的配准方法、基于互信息的配准算法和基于 SIFT 的配准算法。界面显示了配准结果，以及配准前后的浮动图像与参考图像边缘轮廓重叠效果图。配准参数以及评估值 MI 和 RMS 也清楚地显示在界面中。

点击 2D-2D 配准主界面菜单栏医学图像配准菜单项，弹出四个子菜单：PCNN 配准、互信息配准、PCNN＋互信息配准、SIFT 配准。如图 4-31 所示。

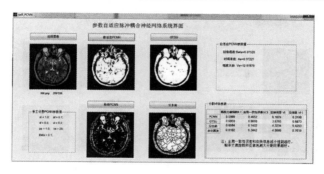

图 4-30　不同方法分割结果

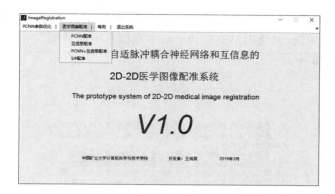

图 4-31　2D-2D 医学图像配准系统

在医学图像配准子菜单中点击相应的配准方法（互信息配准方法、SIFT 配准方法、基于自适应 PCNN 的粗配准方法），选择待处理的图像，点击"开始配准"，即可对选取的数据图像进行配准，结果显示如图 4-32 所示，结果显示了配准参数值、配准图像以及配准前浮动图像与参考图像边缘重叠结果和配准后的图像与参考图像边缘重叠结果。

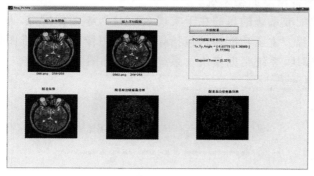

图 4-32　基于自适应 PCNN 的配准界面

基于自适应 PCNN 和互信息的医学图像配准执行界面如图 4-33 所示。该方法包括两个步骤，即基于自适应 PCNN 的粗配准和基于互信息的精配准。粗配准得到一组初始配准参数，然后采用基于互信息的方法对出事结果进行微调，得到更高的配准精度。

（3）系统说明

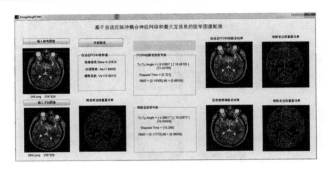

图 4-33　基于自适应 PCNN 和互信息的配准界面

在主界面上点击帮助菜单项,弹出系统说明界面,如图 4-34 所示,系统说明介绍了本应用平台的基本模块和功能,方便用户使用和了解本原型系统的结构。

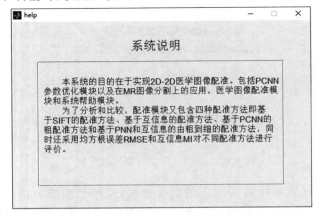

图 4-34　系统帮助界面

4.4.2　3D-3D 医学图像配准原型系统

3D-3D 医学图像配准系统的目的在于实现 3D-3D 医学图像配准,方便用户使用和理解三维图像配准处理过程。主要功能模块包括导入三维图像模块、三维图像体三视图显示模块、3D-3D 图像配准模块、系统帮助模块。系统主界面如图 4-35 所示。

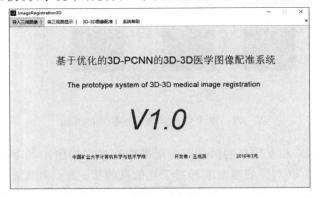

图 4-35　3D-3D 配准主界面

（1）导入图像三维模块

在 3D-3D 医学图像配准系统主界面上点击导入三维图像菜单项,弹出打开图像窗口,如图 4-36 所示。根据打开图像界面可以浏览文件夹,根据文件路径选择对应三维图像数据。若选择三维数据为空,会弹出对话框提示"您没有选择三维图像,情重新选择",若三维图像数据选择正确并已成功读取完毕,系统弹出"打开及读取数据完毕"对话筒提示用户数据导入成功。如图 4-37 所示。

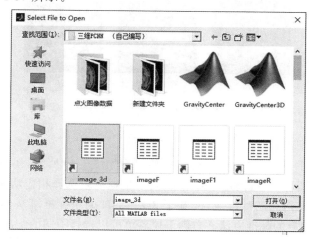

图 4-36　导入三维图像数据

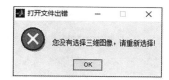 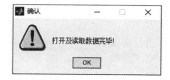

图 4-37　导入数据成功或失败

（2）三维图像体三视图显示模块

由于三维图像数据包含立体空间结构信息,无法在二维平面展示,为了更好地理解三维立体医学图像,我们对三维数据图像做了一个体三视图显示。用户可以根据自己的需求选择需要显示的三维数据图像,点击下拉列表可以选择任意需要观察的切片,如图 4-38 所示。

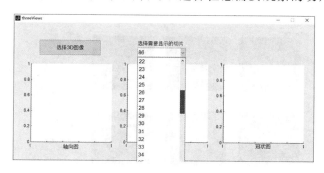

图 4-38　选择需要显示的切片

然后通过轴向、失状和冠状三个切面形象地显示出三维图像,体三视图显示结果如图 4-39 所示。体三视图显示形象地展示了三维图像三个切面图,可以帮助我们更好地理解和观察三维图像。

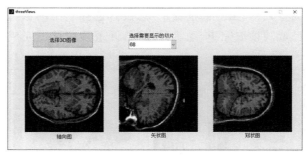

图 4-39　体三视图显示结果

（3）3D-3D 图像配准模块

菜单栏点击 3D-3D 医学图像配准,弹出初始界面如图 4-40 所示,初始界面包括参考图像和浮动图像的体三视图显示,右侧是功能菜单,可以根据需求选择相应功能。3D-3D 医学图像配准模块又包括基于互信息的配准算法、基于 3D-PCNN 的粗配准算法和本章提出的基于优化的 3D-PCNN 和互信息的配准方法。右侧下拉菜单可以选择不同的配准方法。

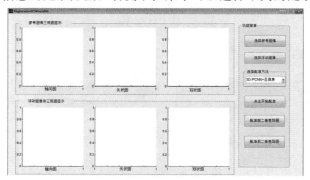

图 4-40　3D-3D 图像配准初始界面

选择三维参考图像和三维浮动图像后,分别以体三视图的形式显示出来,方便我们观察和理解。如图 4-41 所示。

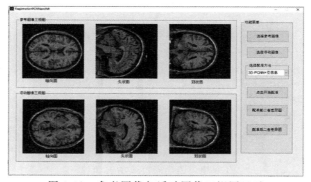

图 4-41　参考图像与浮动图像三视图显示

　　为了分析和比较,还设置了参考图像和浮动图像配准前后棋盘格差异图显示,点击右侧配准前两者差异和配准后两者差异即可清楚地看到配准前后参考图像与浮动图像的差异,如图 4-42。

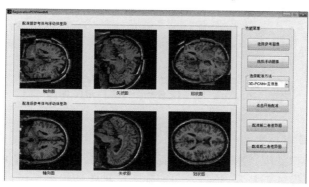

图 4-42　配准前后差异

4.5　小　　结

　　PCNN 在图像处理应用中的功能很大程度上依赖于网络参数的设定,因此本章分析了脉冲耦合神经网络(PCNN)同步脉冲发放原理,研究常见的 PCNN 参数优化方法,采用蚁群优化算法对 PCNN 参数进行优化,得到参数自适应 PCNN 模型。并通过医学图像分割实验验证该模型的有效性。

　　将传统 PCNN(2D-PCNN)模型扩展为 3D-PCNN 模型,3D-PCNN 模型可以直接接受三维图像输入,其输出也是三维数据,3D-PCNN 模型点火集群同样具有平移、旋转、尺度缩放、扭曲和输出信号强度的不变性。考虑到三维图像处理的复杂性,三维图像一般都是由几百幅二维图像切片组成,因此本章采用简化了的 3D-PCNN 模型,并用线性衰减阈值代替了指数衰减阈值,减少了计算复杂度,节约了时间。除此之外,为了自适应地确定参数,从三维图像切片中随机选择一幅切片图像,采用 2D-PCNN 参数优化方法计算出 PCNN 参数值,并将此作为 3D-PCNN 参数值。最后,采用基于自适应 2D-PCNN 和互信息的 2D-2D 医学图像配准方法类似原理完成基于 3D-PCNN 和互信息的 3D-3D 医学图像配准。

第 5 章 医学图像融合

近年来,随着计算机技术和计算机视觉技术的发展,医学影像学也有了长足的发展。医学影像学是与图形图像处理技术、计算机视觉技术和模式识别等技术交叉形成的一个新学科技术分支即医学图像处理技术,该技术主要作为一种疾病检测手段,辅助医生对病人的病因进行判断。而其中,医学图像融合是其中一个重要的研究领域。为提高多模医学图像融合的性能,本章在研究已有的脉冲耦合神经网络和剪切波变换的理论基础上,提出了一种新的结合两种算法优点的图像融合方法,并且用实验证明本章所提出的方法在图像融合方面存在一定的优势。

5.1 图像融合级别及评价

首先医学图像融合是指将图像融合技术应用于医学影像,即将来源于不同医学成像设备的医学图像,经过一系列变换处理,得到包含有目标对象更多病理信息的新的医学图像。

5.1.1 图像融合级别

图像信息的形式从抽象意义上可分为像素级、特征级和决策级,因此,图像融合也是在这三个级别上相应进行的。

(1) 像素级融合:像素级融合是最低层次的融合,它是在严格配准的条件下,直接在采集到的原始数据层上进行像素与像素的关联。这种融合的主要优点是能保持尽可能多的现场数据,提供其他层次所不能提供的细微信息。其缺点是要处理的数据量较大,故处理时间长,实时性差。

(2) 特征级融合:特征级融合是在像素级融合的基础上,使用参数模板、统计分析、模式相关等方法进行几何关联、目标识别、特征提取的融合方法。它先对来自传感器的原始信息进行特征提取(特征可以是目标的距离、区域、边缘、方向、速度和加速度等),然后对特征信息进行综合和处理。特征级融合的优点在于实现了可观的信息压缩,有利于实时处理,并且由于所提取的特征直接与决策分析有关,因而融合结果能最大限度地给出决策分析所需要的特征信息。

(3) 决策级融合:决策级融合关联各传感器提供的判决,以增加识别的置信度。它是一种最高层次融合,主要是基于认知模型的方法,需要采用大型数据库和专家判决系统来模拟人的分析、推理、识别和判决过程,以增加决策的智能化和可靠性。由于决策级融合是最高级别的融合,需前级融合结果为输入,所以预处理代价高。

5.1.2　图像融合评价

如何对融合图像的效果进行评价，是图像质量认证非常重要的一步。由于图像融合的目的、用途都各不相同，因此评价标准的评定也变得复杂起来。而评价标准的差异，会影响到图像融合的结果。图像融合的评价方法一般分为主观评价和客观评价。

所谓主观评价，就是直接由观察者通过肉眼观察对图像融合的结果进行评价。主观比较法可以直接通过比对图像空间分辨率的高低，空间信息的多少以及目标边缘清晰度等来评价融合图像。该方法具有简单易行的特点，但是由于个人的观点不一致，因此很难做出统一严谨的评价结果。

客观评价是通过一系列的性能参数对融合图像进行综合的实验评估。主要的量化参数有：信息熵、均方差、标准差等，具体如下：

（1）信息熵。信息熵是反映图像携带信息多少的一个参数值。图像的信息熵的值越大，也就说明图像携带的信息越多，图像也就越清晰。

（2）均方差。均方差是反映融合图像与标准图像的波动的大小。该值越小也就说明融合后的图像与理想图片的差距越小，融合效果越好。

（3）标准差。标准差是反映灰度与灰度均值的离散程度的值。标准差越大也就说明灰度级的分布越分散。标准差越大，体现的信息也就越丰富。

（4）平均梯度。平均梯度可敏感的反映图像对微小细节的反差能力，可以用来评价图像的模糊程度。在图像中，某一方向的灰度级变化率大，它的梯度也就大。平均梯度越大则图像越清晰。

5.1.3　医学图像融合的分类

到目前为止医学图像融合的分类始终没有一个统一的说法，我们根据不同的用途、特征进行不同的分类，给出下面几种比较常用的分类方法。

根据被融合图像成像方式不同，可分为同类方式融合和交互方式融合。同类方式融合（也称单模融合，mono-modality）是指相同成像方式的图像融合，如 SPECT 图像间融合，MRI 图像间融合。交互方式融合（也称多模融合，multi-modality）是指不同成像方式之间的图像融合，如 SPECT 与 MRI 图像融合，PET 与 CT 图像融合等。

按融合对象不同，可分为单样本时间融合、单样本空间融合以及模板融合。单样本时间融合是指跟踪某一患者在一段时间内对同一脏器所做的同种检查图像进行融合，可用于跟踪病情发展和确定该检查对该疾病的特异性。单样本空间融合是指将某个患者在同一时间内（临床上将一周左右的时间视为同时）对同一脏器所做几种检查的图像进行融合，有助于综合利用多种信息，对病情做出更确切的诊断。模板融合是将患者的检查图像与电子图谱或模板图像进行融合，有助于研究某些疾病的诊断标准。

另外，还可以将图像融合分为短期图像融合（如跟踪肿瘤的发展情况时在 1～3 个月内做的检查图像进行融合）与长期图像融合（如治疗效果评估时进行的治疗后 2～3 年的图像与治疗后当时的图像进行融合）。

综上所述，依据不同的分类原则，医学图像融合有多种方式。在实际应用中，临床医师还可以根据各种不同的诊断与治疗目的不断设计出更多的融合方式。

5.1.4　医学图像融合的步骤

医学图像的融合过程是一个渐进的过程，不同的医学图像融合方法有各自的具体操作和处理。但是,不管应用何种技术方法,图像融合一般都要经过三大主要的步骤来完成,分别是图像预处理、图像配准和融合图像的创建。

第一步,医学图像预处理。对获取的各模态医学图像数据做去除噪声、对比度增强、感兴趣区域分割等处理,统一各图像数据的格式、图像大小和分辨率,对于有条件的图像还可以进行重新断层分层以确保图像在空间分辨率和空间方位上的大体接近。

第二步,医学图像配准。对于一幅医学图像寻求一种或一系列空间变换,使它与另一幅医学图像上的对应点达到空间上的一致。这种一致是指人体上的同一解剖点在两幅匹配图像上有相同的空间位置。配准的结果应使两幅图像上所有的解剖点,或至少是所有具有诊断意义的点及手术感兴趣的点都达到空间上的匹配。图像配准是图像融合的先决条件与关键,图像配准精度的高低直接决定着融合结果的质量。本章所有方法都是在已配准的图像基础上实现图像融合。

第三步,医学图像的数据融合。目前,医学图像数据融合的方法根据其时间发展,可以分为空间域、变换域和智能域三大类。其中,空间域的方法是指简单地把两幅图像对应像素点的灰度值进行加权求和、灰度取大或者灰度取小等操作,它操作简单,过程直观,但精度往往不高,如加权平均法;变换域的方法如高斯金字塔法、拉普拉斯金字塔法、比率低通金字塔法、多分辨率形态滤波法和小波变换法等。这类方法融合的一般步骤为:① 将原图像分别变换至一定的变换域上;② 在变换域上设计一定的融合规则;③ 根据选取的规则在变换域上创建融合图像;④ 逆变换重建融合图像。这类算法相对成熟,处理效果较好,不过算法设计较复杂;智能域的方法则主要是模拟人类的智能处理方法,尚处于发展初期,算法还不够成熟,如语义谓词、神经网络和模糊逻辑等。

5.2 基于自适应脉冲耦合神经网络的医学图像融合研究

5.2.1 自适应脉冲耦合神经网络概述

PCNN 在图像处理的各个邻域都有着出色的表现,但是 PCNN 模型也有它的缺点。首先,PCNN 模型的参数较多。为此,研究人员做了大量的研究,提出了大量的简化的 PCNN 模型。其次,利用 PCNN 模型进行处理的图像,其处理结果与 PCNN 的参数设定有着密不可分的关系。一旦参数的设定出现了误差,则图像处理的结果可能与预期的会相差甚远。然而,PCNN 模型的参数只能通过人为设定或者是经过大量的学习才能得到。同时,对于每一幅图像,进行图像处理时都要针对性地设定模型的参数,也就是说传统的 PCNN 模型的适应能力较差,这样一来,图像处理实现起来变得更为复杂。因此,解决 PCNN 模型参数自适应的问题就成为了 PCNN 研究的重点。本节中在简化的 PCNN 模型的基础上,提出了一种基于粒子群算法(PSO)和差分进化算法(DE)的自适应脉冲耦合神经网络,并且通过其在图像降噪以及图像分割上的应用展示其性能。

1. DE 算法简介

差分进化算法(DE)是一种简单有效的最优化方法,它通过利用当前群体中的个体间的差异信息来决定其接下来的搜索策略。DE 算法主要有三个主要步骤:突变、交叉和选择。接下来将详细介绍 DE 算法。

假设 DE 算法开始时，其种群规模为 NP，其参数向量为 D 维。在第 t 次反应中，种群中的第 i 个向量的值为：

$$X_i^t = (X_1^t, X_2^t, \cdots, X_{NP}^t) \qquad (5\text{-}1)$$

在传统的 DE 算法中，种群规模 NP 在评价阶段会产生变化。当种群被随机地初始化后，交换过程就会开始。在每次进化的过程中，NP 会在目标点和通过突变和交叉操作后确定的追踪点中进行竞争，然后决定下一代 X_i^t。在突变部分，每个目标个体 X_i^t 的突变向量通常按照下式进行变化：

$$V_i^t = X_{r1}^t + F(X_{r2}^t + X_{r3}^t) \qquad (5\text{-}2)$$

其中 r_1、r_2、r_3 为在 $[1, NP]$ 之间随机取得与当前追踪向量不同的三个不同的实数。F 是突变系数，用来控制突变的规模。而作为与目标点 X_i^t 竞争的追踪点 $U_{i,j}^t$ 可以由 X_i^t 和 V_i^t 由以下交叉规则获得：

$$U_{i,j}^{t+1} = \begin{cases} X_{i,j}^t, rand() \leqslant CR \\ X_{i,j}^t, rand() > CR \end{cases} \qquad j = 1, 2, \cdots, D \qquad (5\text{-}3)$$

其中 $V_{i,j}^{t+1}$ 和 $X_{i,j}^t$ 是 V_i^{t+1} 的 q 维变量。在选择部分，交叉向量 $U_{i,j}^t$ 被进行赋值，如果 U_i^{t+1} 比其原向量 X_i^t 好，则用 U_i^{t+1} 代替 X_i^t，否则 U_i^{t+1} 被舍弃。选择操作的数学表达式如下所示：

$$X_i^{t+1} = \begin{cases} U_i^{t+1}, f(U_i^{t+1}) \leqslant f(X_i^t) \\ X_i^t, f(U_i^{t+1}) > f(X_i^t) \end{cases} \qquad (5\text{-}4)$$

其中 X_i^{t+1} 是在第 $(t+1)$ 次变换时的结果，f 为适应度函数。

传统 DE 算法和 MDE(Modified DE)算法的差别在于在式(5-2)中利用 PSO 算法的原理得到的 X_{best}^t 来代替随机选取的值，如下式所示：

$$V_i^t = X_{best}^t + F(X_{r2}^t + X_{r3}^t) \qquad (5\text{-}5)$$

式中的"best"指的是对于当前种群最合适的个体。在初始化该算法的参数后，对算法的种群进行评估，然后在第 t 次反应中选出最佳的个体 X_{best}^t，以用于进行下一步操作。利用此方法可以提高反应的速度、本地搜索的能力以及准确性。

2. MDE-PCNN 算法简介

为了使 PCNN 模型的参数能够自动的适应图片并且得到最佳的图像处理结果，利用 MDE 算法对 PCNN 模型的参数进行初始化。根据 3.1.1 中提出的简化 PCNN 模型，内部活动项的连接系数 β、动态门限 E 的放大系数 V_E 和时间延迟常数 α_E 还是不确定的。基于 MDE 的自适应 PCNN 模型的参数优化过程如下所示：

1) 初始化参数。根据神经元总数设定种群规模 NP，然后设定最大进化代数 G_{max}、突变函数 F、交叉率 CR 和结束函数。在规定的范围内随机选择向量初始化种群。设置反应变量 $t = 0$。

2) 评估种群。根据适应度函数计算种群中每个个体的适应度值。我们采用图像的信息熵作为适应度函数。图像熵的计算式如下所示：

$$H(p) = -p_1 \times \log_2 p_1 - p_2 \log_2 p_2 \qquad (5\text{-}6)$$

其中 p_1 和 p_2 分别代表 PCNN 的输出中 $Y_{ij}(n) = 0$ 和 $Y_{ij}(n) = 1$ 出现的概率，同时，记录下最佳的个体 X_{best}^t。

3) 根据式(5-3)、(5-4)、(5-5)进行突变、交叉和选择操作。

4) 如果已达到停止条件，则输出的值则为最佳的参数，否则，令 $t = t+1$，然后重复 4-4

步的操作。

3. 基于 PCNN 的图像融合步骤

当 PCNN 用于图像处理时,它为一单层二维的局部连接的网络,神经元的个数等于输入图像中像素点的个数,神经元与像素点一一对应。每一个神经元与对应的像素点相连,同时与邻近的神经元相连。每个像素点的亮度输入到对应的神经元的反馈输入 F,同时每个神经元的输出与其邻域中其他神经元输入相连,并通过线性输入项 L、动态连接项 U 来体现。每个神经元的输出只有 2 种状态,即激发(又称点火)或者抑制(又称不点火)。当阈值函数输出随着时间线性衰减时,PCNN 输出就会在不同时刻产生对应该时刻的阈值强度的点火图,所以神经元的点火时间就可以用神经元的输出阈值来近似表示。利用 PCNN 的全局耦合特性,将每个神经元的输出阈值映射到对应图像的灰度范围内以后,就会形成一幅点火映射图,再判断并选择各参与融合图像中的清晰部分加以融合,最终得到融合图像。

一般来说,对于参加融合的两幅图片都应当先进行预处理,如图像配准等,然后再进行图像融合。在本实验的融合处理过程中,均假设参与融合的图像是已经配准好的,具有相同大小尺寸的图片。

PCNN 图像融合过程如图 5-1 所示(以两幅图像的融合为例)。

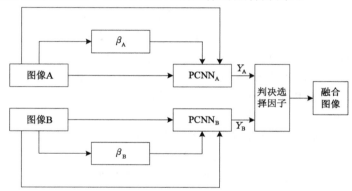

图 5-1　PCNN 图像融合过程

假设参与融合的图像为 A 和 B,将图像 A 和 B 作为 PCNN 的输入刺激,设 PCNN 中每个神经元与周围邻域神经元链接,两个 PCNN 运行后得到的输出为 A 和 B 图的点火时间映射图和,并将这两个结果输入到判决选择算子中,根据点火的情况就可以判断显著目标是存在于 A 图中还是 B 图中。

4. 实验结果与分析

(1) 基于 PCNN 的图像融合实验

① 聚焦图像融合实验

本实验使用的是常用的多聚焦图像(远近景闹钟图像),图像为 256×256 像素,256 个灰度级。在图 5-2(a)中,近景(左侧)的小闹钟模糊,而远景(右侧)的大闹钟比较清晰,而图 5-2(b)中则恰恰相反,近侧的小闹钟比较清晰而远侧的大闹钟比较模糊。

实验结果如图 5-3 所示。图 5-3(a)表示的是采用的是 8 层 haar 小波分解,高频层取极大值,低频层取平均值的融合方法的融合结果。图 5-3(b)为采用拉普拉斯金字塔方法的图像融合结果。设定。图 5-3(c)为 PCNN 模型进行图像融合以后的结果。在该方法使用时,

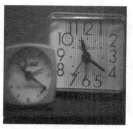 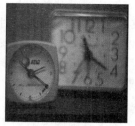

（a）远景闹钟清晰图像　　　　　　（b）近景闹钟清晰图像

图 5-2　多聚焦图像融合实验原图像

假设与每个神经元相连的是 $3*3$ 的邻域。设定阈值调整常量为 $\Delta=0.070\,5$，阈值 $\varepsilon=\Delta/2$。

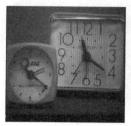 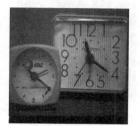

（a）小波变换融合结果　　　　　　（b）拉普拉斯金字塔变换融合结果

图 5-3　多聚焦图像融合实验结果

各种方法融合后所得实验结果的信息熵和平均梯度的值如表 5-1 所示。可以看出，三种方法的信息熵差别不大，拉普拉斯金字塔方法所得到的融合图像具有相对较高的清晰度，小波变换方法可最大限度保留图像的信息量。

表 5-1　多聚焦图像实验融合评价

评价方法	小波变换	拉普拉斯金字塔	PCNN
信息熵	7.413 3	7.403 4	7.319 7
平均梯度	0.049 0	0.051 3	0.030 1

分别用小波变换、拉普拉斯金字塔和脉冲耦合神经网络方法对多聚焦图像和医学图像进行融合实验，比较分析几种融合方法的融合效果。信息熵反映图像携带信息量的多少，平均梯度反映图像的清晰程度。用信息熵和平均梯度进行融合效果评价。图像的信息熵的值越大，也就说明图像携带的信息越多，图像也就越清晰。平均梯度越大则图像越清晰。

② 医学图像融合实验

近些年来，随着计算机技术和计算机视觉技术的发展，医学影像学也有了长足的发展。医学影像学是与图形图像处理技术、计算机视觉技术和模式识别等技术交叉形成的一个新学科技术分支即医学图像处理技术，该技术主要作为一种疾病检测手段，辅助医生对病人的病因进行判断。而其中，医学图像融合是其一个重要的研究领域。

医学影像的类型很多，如计算机断层摄影 CT、核磁共振成像 MRI、SPECT、PET 等。由于各种图像的成像仪器不同，成像原理不同，因此，各个图像有着其独特的特点。比如

CT 图像中人体的骨骼信息就比较明显,而软组织信息就不太清晰,而 MRI 则恰恰相反,对于人体软组织的成像能力就比较好,而对于骨骼信息反而不太敏感。因此二者具有良好的互补性和冗余性。通过图像融合技术,就可以将二者的优点结合,同时去除各自图像中的冗余信息。这样医生在进行诊断的过程中就能同时获取所需的所有信息,同时可以进行数据分析,使得诊断结果更具有客观可信性。

接下来的实验中,就将对脑部的 CT 图像和 MRI 图像进行融合。图 5-4 中分别为 CT 原图像和 MRI 原图像。其中图 5-4(a)为 MRI 图像,可以看出其对于脑部软组织的成像较为清晰,而对于骨骼信息的反映能力较差。而图 5-4(b)为脑部 CT 图像,其对于骨骼的敏感度非常大,而对于脑部软组织的敏感度则非常弱。

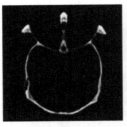

(a)脑部CT图像　　　　　　　(b)脑部MRI图像

图 5-4　脑部 CT 和 MRI 原图像

以图 5-4 中的两幅图片为基础,利用小波变换、拉普拉斯金字塔方法和 PCNN 方法进行融合处理,其演示结果如图 5-5 所示。

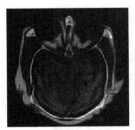　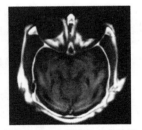

(a)小波变换融合结果　　　　　　(b)拉普拉斯金字塔变换融合结果

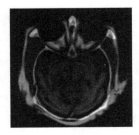

(c)PCNN融合结果

图 5-5　脑部 CT 和 MRI 图像融合实验结果

从图像结果可以看出,小波变换、拉普拉斯金字塔方法和 PCNN 方法都可以对 CT 和 MRI 图像进行融合,仅凭肉眼观察很难判断出哪种方法具有最好的融合效果。因此,我们采用信息熵和平均梯度两个指标对三幅融合图像进行评价,如表 5-2 所示。经过比较可以看出,利用拉普拉斯金字塔方法对图像进行处理以后得到的图像的平均梯度最大且熵值也最大,因此可以看出利用该方法融合的图像包含的信息量最大,融合的效果也最好。

表 5-2　脑部 CT 和 MRI 图像融合实验效果评价

方法	小波变换	拉普拉斯金字塔	PCNN
信息熵	6.052 6	6.718 4	5.969 5
平均梯度	0.041 3	0.054 0	0.030 2

通过以上实验,证明了传统 PCNN 模型用于图像融合时得到的图像的信息量较为完整,图像较为清晰,但与其他方法相比没有明显优势。

(2) MDE-PCNN 图像降噪实验

利用 Lena 图像进行降噪实验,如图 5-6 所示。图 5-6(a)为 Lena 原图像,而图 5-6(b)为加入了密度为 0.1 的脉冲噪声后的图像。图 5-6(c)为利用传统 PCNN 模型进行图像去噪后的结果,其中 PCNN 模型的参数取值如表 5-6 所示。图 5-6(d)所示为利用 MDE-PCNN 模型进行去噪后的结果,其参数的设定如表 5-3 所示。

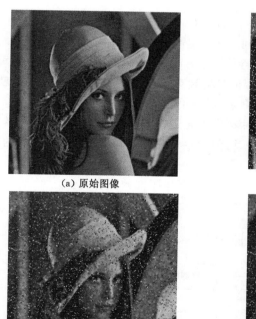
(a) 原始图像

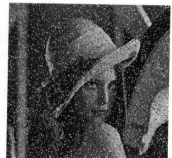
(b) 加噪图像

(c) 维纳滤波后的图像

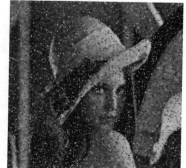
(d) 维纳滤波后的图像

图 5-6　图像降噪实验

表 5-3　MDE-PCNN 参数设定

参数	NP	G_{max}	F	CR
取值	30	50	0.5	0.1

以 PSNR 为标准对两幅图像进行比较。其结果如表 5-4 所示。通过数据可以看出来,利用 PSODE-PCNN 模型进行处理以后,图像的去噪效果更好,同时图像的细节信息保持也更好。同时无须通过大量的实验才能找到最佳的去噪系数,实验所需的时间也大大地减少。

表 5-4　PCNN 和 MDE-PCNN 进行图像去噪 PSNR 参数比较

方法	PCNN	MDE-PCNN
PSNR/dB		

5.2.2　改进的 MDE-PCNN 在图像融合中的应用

（1）MDE-PCNN 图像融合方法

本节将介绍 MDE-PCNN 图像融合的方法。首先,对前文中的 MDE-PCNN 模型稍做改进,将脉冲发生器的硬限幅函数改为与阈值函数 E 有关的阶梯函数,则神经元输出为:

$$Y_{ij}(n) = \begin{cases} 0, U_{ij} < E_{ij} \\ E_{ij}, U_{ij} \geqslant E_{ij} \end{cases} \tag{5-7}$$

这样一来,当阈值函数输出随着时间 n 线性衰减时,PCNN 输出就会在不同时刻产生对应该时刻的阈值强度的点火图,所以神经元的点火时间就可以用神经元的输出阈值来近似表示。将 PCNN 中每个神经元的输出阈值映射到对应图像的灰度范围内以后,就会形成一幅点火映射图,这样可以大大地减少计算量,提高了融合的效率。

一般来说,对于参加融合的两幅图片都应当先进行预处理,如图像配准等,然后再进行图像融合。在本实验的融合处理过程中,均假设参与融合的图像是已经配准好的,具有相同大小尺寸的图片。

MDE-PCNN 图像融合过程如图 5-7 所示(以两幅图像的融合为例)。

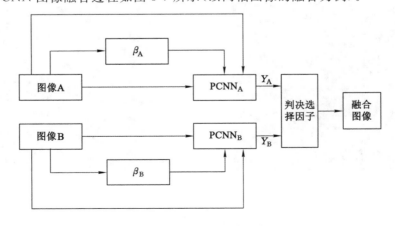

图 5-7　MDE-PCNN 图像融合过程

假设参与融合的图像为 A 和 B,将图像 A 和 B 作为 PCNN 的输入刺激,设 PCNN 中每个神经元与周围 $k \times k$ 邻域神经元链接,两个 PCNN 运行后得到的输出为 A 和 B 图的点火时间映射图 Y_A 和 Y_B,并将这两个结果输入到判决选择算子中,根据点火的情况就可以判断显著目标是存在于 A 图中还是 B 图中。设 $\overline{Y_A(i,j)}$ 和 $\overline{Y_b(i,j)}$ 分别为像素 (i,j) 的点火时间 $Y_A(i,j)$ 和 $Y_B(i,j)$ 在邻域内的均值。则融合图像中对应的像素点 (i,j) 处的像素值 $F(i,j)$ 为:

$$F(i,j) = \begin{cases} [A(i,j)+B(i,j)]/2, & |\overline{Y_A(i,j)}-\overline{Y_B(i,j)}| < \varepsilon \\ A(i,j), & [|\overline{Y_A(i,j)}-\overline{Y_B(i,j)}| > \varepsilon] \text{且} [\overline{Y_A(i,j)} > \overline{Y_B(i,j)}] \\ B(i,j), & [|\overline{Y_A(i,j)}-\overline{Y_B(i,j)}| > \varepsilon] \text{且} [\overline{Y_A(i,j)} \leqslant \overline{Y_B(i,j)}] \end{cases} \quad (5\text{-}8)$$

(2)多聚焦图像融合实验结果与分析

本实验使用的是常用的 Clock 图像,图像为 256×256 像素,256 个灰度级。如图 5-8 所示。

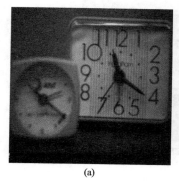 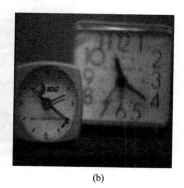

(a)　　　　　　　　　　　　　(b)

图 5-8　Clock 原始图像

图 5-8 所示,在图 5-8(a)中,左侧的小闹钟模糊,而右侧的大闹钟比较清晰,而图 5-8(b)中则恰恰相反,左侧的小闹钟比较清晰而右侧的大闹钟比较模糊。

实验结果如图 5-9 所示。图 5-9(a)表示的是采用的是 8 层 haar 小波分解,高频层取极大值,低频层取平均值的融合方法的融合结果。图 5-9(b)为采用 β 不变手动设定参数的方式利用 PCNN 简化模型进行图像融合的结果。设定 $\beta = 0.5$。图 5-9(c)为 MDE-PCNN 模型进行图像融合以后的结果。在该方法使用时,假设与每个神经元相连的是 3×3 的邻域,其 3×3 的连接核矩阵为 K。设定阈值调整常量为 $\Delta = 0.070\,5$,阈值 $\varepsilon = \Delta/2$。

通过将图 5-8 进行剪裁后,可以得到融合的目标图像,因此本实验采用均方差(MSE)作为评价融合的标准。各种方法融合后得到的均方差的值如表 5-5 所示。可以看出,PSODE-PENN 算法进行融合后的结果最好。小波变换的融合结果稍差,而利用人工设定 β 值不变法,不仅参数难以确定,效果也比较差。

表 5-5　闹钟实验均方差结果

方法	小波变换	B不变法	MDE-PCNN
MSE	12.177 6	23.267 2	5.153 7

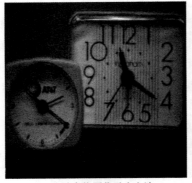 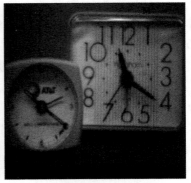

(a) 小波变换图像融合方法　　　　　　　　(b) PCNN图像融合方法

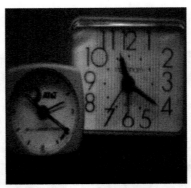

(c) PSODE-PCNN图像融合方法

图 5-9　多聚焦图像融合

对图 5-8 中的(a)、(b)图加入均值为 0,方差为 0.001 的高斯白噪声后,其结果如图 5-10 所示。

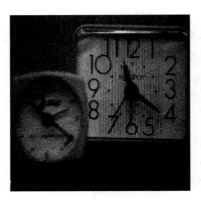 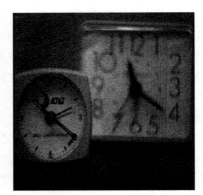

图 5-10　加噪后图片

同样的,对加噪后的图片用第一个实验中的三种方法进行融合,融合结果如图 5-11 所示,图(a)、(b)和(c)分别对应图 5-9 中图(a)、(b)和(c)所采用的实验方法。在该实验中利用均方差(MSE)和信噪比(PSNR)对实验结果进行评价,如表 5-6 所示。

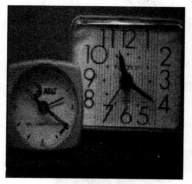

(a) 小波变换图像融合方法

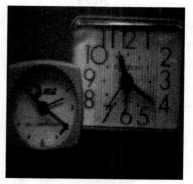

(b) PCNN图像融合方法

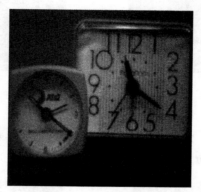

(c) PSODE-PCNN图像融合方法

图 5-11 加噪后图像融合效果

表 5-6 加噪闹钟融合结果比较

方法	小波变换	B 不变法	MDE-PCNN
MSE	104.053 7	107.321 9	79.855 0
PSNR/dB	27.958 2	27.823 9	29.107 8

从表 5-6 中可以看出,利用本章提出的方法进行图像融合以后得到的 MSE 最小而 PSNR 最大,从而可以了解到利用 MDE-PCNN 进行图像融合的效果最好。

(3) MDE-PCNN 在医学图像融合中的应用

近些年来,随着计算机技术和计算机视觉技术的发展,医学影像学也有了长足的发展。医学影像学是与图形图像处理技术、计算机视觉技术和模式识别等技术交叉形成的一个新学科技术分支即医学图像处理技术,该技术主要作为一种疾病检测手段,辅助医生对病人的病因进行判断。而其中,医学图像融合是其一个重要的研究领域。

医学影像的类型很多,如计算机断层摄影 CT、核磁共振成像 MRI、SPECT、PET 等。由于各种图像的成像仪器不同,成像原理不同,因此,各个图像有着其独特的特点。比如 CT 图像中人体的骨骼信息就比较明显,而软组织信息就不太清晰,而 MRI 则恰恰相反,对于人体软组织的成像能力就比较好,而对于骨骼信息反而不太敏感。因此二者具有良好的互补性和冗余性。通过图像融合技术,就可以将二者的优点结合,同时去除各自图像中的冗余信息。这样医生在进行诊断的过程中就能同时获取所需的所有信息,同时可以进行数据分析,使得诊断结果更具有客观可信性。

接下来的实验中,就将对脑部的 CT 图像和 MRI 图像进行融合。图 5-12 中分别为 CT 原图像和 MRI 原图像。其中图 5-12(a)为 MRI 图像,可以看出其对于脑部软组织的成像较为清晰,而对于骨骼信息的反映能力较差。而图 5-12(b)为脑部 CT 图像,其对于骨骼的敏感度非常大,而对于脑部软组织的敏感度则非常弱。

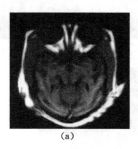 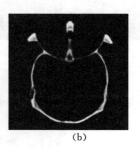

(a)　　　　　　　　　　　　　　(b)

图 5-12　CT 和 MRI 原图像

以图 5-12 中的两幅图片为基础,利用小波变化、β 不变法和 PSODE-PCNN 方法进行融合处理,实验参数的设定与前述实验相同,其演示结果如图 5-13 所示。

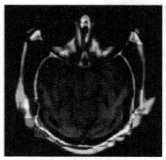 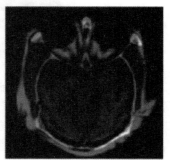

(a) 小波变换图像融合方法　　　　　　　(b) PCNN图像融合方法

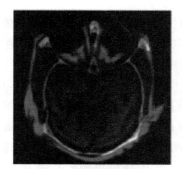

(c) PSODE-PCNN 图像融合方法

图 5-13　CT 和 MRI 图像融合实验

从图像结果可以看出,小波变换和 β 不变的 PCNN 模型都可以对 CT 和 MRI 图像进行融合,但是通过仔细观察后,可以通过主观判断出采用 MDE-PCNN 对图像进行融合后的效果最好。同时,我们采用信息熵和平均梯度两个指标对三幅融合图像进行评价,如表 5-7 所示。经过比较可以看出,利用 MDE-PCNN 对图像进行处理以后得到的图像的平均梯度最大且熵值也最大,因此可以看出利用该方法融合的图像包含的信息量最大,融合的效果也最好。

表 5-7　医学图像融合实验

方法	小波变换	β 不变法	MDE-PCNN
平均梯度	11.087 0	10.715 5	11.590 9
信息熵	5.078 2	6.728 6	6.774 0

通过以上三个实验,证明了 MDE-PCNN 模型用于图像融合时得到的图像的信息量完整,图像清晰且参数无需手动设定,使得处理变得更为方便。

5.3　基于 QPSO 的脉冲耦合神经网络的医学图像融合

PCNN 是 20 世纪 90 年代形成和发展的与传统人工神经网络有着根本不同的新型神经网络模型,是由 Eckhorn 等人[239]通过对小型哺乳动物大脑神经视觉皮层神经系统工作机理的仔细研究后提出的。由于 PCNN 是对生物视觉这一复杂系统的仿生,所以具有较强的生物学背景。PCNN 的这个生物学背景使它在图像处理中具有先天的优势,有着与传统方法进行图像处理所无法比拟的优越性[235]。目前,PCNN 被广泛应用在图像分割[236-238]、图像融合[235]、图像去噪[239]、图像压缩[240]和图像阴影处理[241]等图像处理领域中。

PCNN 是由众多神经元相互连接形成的一种动态非线性神经网络,需要设置的参数有链接系数,衰减系数和幅度系数等。在实际使用时,需要根据待处理图像选取适当的网络参数,以得到令人满意的结果。迄今为止,解决这一问题的方法主要是通过多次试验人工调整参数,针对不同的对象要设置不同的参数,这在很大程度上限制了 PCNN 的应用[242]。因此,网络参数的选取问题成为目前 PCNN 应用中的一个难点。目前关于 PCNN 参数设置的研究还比较少,马义德[237]和赵峙江[250]分别根据图像信息熵和最大有效边缘值自适应确定模型迭代次数,但其他参数仍需人工确定;马义德[252]结合遗传算法(Genetic Algorithm,GA)实现了一种基于简化 PCNN 模型的自适应参数设定,但是遗传算子的参数较多,需要通过反复试验来设置;于江波[245]和毕英伟[242]在对 PCNN 模型进行分析的基础上,提出了各参数确定的准则,但还缺乏严格的理论证明和进一步的推广。

针对 PCNN 模型参数人工难以确定的问题,结合 QPSO 算法的全局快速搜索能力,本章提出了一种基于 QPSO 算法的 PCNN 参数确定方法。该方法利用 QPSO 算法在解空间中搜索 PCNN 参数的最优值,避免了人工确定 PCNN 参数的盲目性,给出了一种 PCNN 参数自动确定方法。本节第二部分简单介绍了 PCNN 模型和工作原理;第三部分介绍了微粒群优化(Particle Swarm Optimization,PSO)算法和 QPSO 算法的原理;第四部分给出了

QPSO 优化 PCNN 参数的算法实现过程,并对算法收敛性进行了分析;第五部分通过将 PCNN 应用于图像分割中,并将本节方法和其他方法进行比较;最后对本节进行了总结。

5.3.1　具有量子行为的 PSO 算法

（1）标准 PSO 算法

1995 年,Kennedy 博士和 Eberhart 博士共同提出了 PSO 算法[254]。该算法源于他们对鸟类群体捕食行为的研究,并借鉴了生物学家 Heppner 提出的生物群体模型。在 PSO 算法中,每个粒子都是所求解问题的候选解,在解空间中按照一定的方向以某个速度运行,并依据其个人经验和群体经验进行动态调整,直至调整过程中找到了所求解问题的最优解。

设 $X_i = (x_{i1}, x_{i2}, \cdots, x_{iD})$ 为微粒 i 的当前位置,$V_i = (v_{i1}, v_{i2}, \cdots, v_{iD})$ 为微粒 i 的当前飞行速度,$P_i(t)$ 为 t 时刻微粒 i 所经历的具有最优适应值的位置（也称为个体最好位置 p_{best}）,$P_g(t)$ 为 t 时刻群体中所有微粒所经历过的最好位置（g_{best}）。标准 PSO 算法[23]中每个微粒按式（5-9）～（5-10）运动。

$$v_i(t+1) = \omega v_i(t) + c_1 r_1 (p_i(t) - x_i(t)) + c_2 r_2 (p_g(t) - x_i(t)) \tag{5-9}$$

$$x_i(t+1) = x_i(t) + v_i(t+1) \tag{5-10}$$

其中,t 表示种群进化的代数,ω 是惯性权重;c_1、c_2 为加速常数（通常在 $0 \sim 2$ 间取值）,r_1、r_2 是在 $(0, 1)$ 之间变化的随机数。式（5-9）的第 1 部分为"惯性"部分,表示之前的飞行速度对下一步的速度造成的影响;第 2 部分为"认知"部分,表示该微粒所经历的历史位置对其自身的影响;第 3 部分为"社会"部分,表示群体中的社会信息共享,即群体信息对微粒下一步行为的影响。

```
1    Require: parameters (β, αθ, Vθ); // According to the QPSO-PCNN
     algorithm
2    Initialization;
3    [p, q] ← size (image);
4    For n=1: Times
5      for i=1:p
6        for j=1:q
7          do: PCNN and calculate YA and YB; // According to Eqs. (6)–(10).
8        end
9      end
10   end
11   for i=1:p
12     for j=1:q
13       if |YA(I, J) − YB(I, J)| < ∈F(i,j) ← [A(i,j) + B(i,j)]/2;
14       else if |YA(I, J) − YB(I, J)| ≥ ∈&&[|YA(I, J) > YB(I, J)]|F(i,j) ← A(i,j);
15       else |YA(I, J) − YB(I, J)| ≥ ∈&&[|YA(I, J) > YB(I, J)]|F(i,j) ← B(i,j);
16       end if
17     end
19   end
20   Return F
```

图 5-14　基于 PCNN 的图像融合算法程序

（2）QPSO 算法

在标准 PSO 算法中,粒子的速度总是有限的,导致算法不能确保以概率 1 收敛到全局最优解,这正是其最大的问题。Sun 等[255]在 Clerc 等人的研究基础上,进一步分析了智能群体的进化过程,结合量子力学的观点,提出了一种能保证全局收敛的量子微粒群优化算法（QPSO）。该算法在进化搜索策略方面改进了 PSO 算法,去除了 PSO 算法进化过程中的速度向量。QPSO 算法具有控制参数少、进化过程简单、收敛速度快和运算简单等优点[18]。

QPSO 算法中每个微粒按式(5-11)～(5-13)运动:

$$m_{\text{best}}(t+1) = \frac{1}{M}\sum_{i=1}^{M} P_i(t) \tag{5-11}$$

$$PP_i(t+1) = \varphi P_i(t) + (1-\varphi)P_g(t) \tag{5-12}$$

$$X_i(t+1) = \begin{cases} PP_i(t) + \alpha(t)\,|m_{\text{best}}(t+1) - X_i(t)| \times \ln(1/\mu) & \mu \geqslant 0.5 \\ PP_i(t) - \alpha(t)\,|m_{\text{best}}(t+1) - X_i(t)| \times \ln(1/\mu) & \mu < 0.5 \end{cases} \tag{5-13}$$

其中,t 表示种群进化的代数;M 表示种群中微粒的数量;D 表示微粒的解空间的维数大小;$m_{\text{best}}(t+1)$ 表示在完成第 t 次迭代后种群中所有微粒的个体最佳位置的平均值;$PP_i(t+1)$ 为第 t 次迭代时第 i 个粒子的历史最好位置 $P_i(t)$ 和所有微粒的历史最好位置 $P_g(t)$ 之间的随机点;φ 和 μ 是位于[0,1]之间服从均匀分布的随机数;$\alpha(t)$ 为 QPSO 算法的收缩扩张系数,它的选择和控制是非常重要的,关系到 QPSO 的收敛速度。

$\alpha(t)$ 的取值可以从一开始就保持不变,也可以按一定的规律动态改变。通常,按式(5-14)来改变:

$$\alpha(t) = m - (m-n) \times t/\text{Maxtime} \tag{5-14}$$

式中,Maxtime 是迭代的最大次数,m 和 n 为常数。从式(5-14)可以看出,$\alpha(t)$ 在开始取值为 m,随着迭代的不断进行,从 m 逐渐递减到 n。一般地,$m=1,n=0.5$。

QPSO 算法的详细步骤如下:

步骤 1　初始化。QPSO 算法的初始参数包括两类:① 粒子群的规模 N、粒子的维数 D 和最大迭代次数 Maxtime;② 迭代变量 $t=1$,在解空间中随机定义粒子的初始位置。

步骤 2　选择合适的目标函数作为适应度函数,并计算种群中所有粒子的适应值 $X_i(t)$。

步骤 3　观察第 $i(i=1,\cdots,N)$ 个粒子,将 $X_i(t)$ 与 $P_i(t)$ 进行比较。如果 $X_i(t)$ 优于 $P_i(t)$,则用 $X_i(t)$ 替换 $P_i(t)$。依次类推,对每一个粒子都进行比较。

步骤 4　对于第 $i(i=1,\cdots,N)$ 个粒子,将 $X_i(t)$ 和 $P_g(t)$ 进行比较。如果 $X_i(t)$ 优于 $P_g(t)$,则用 $X_i(t)$ 替换 $P_g(t)$。依次类推,对每一个粒子都进行比较。

步骤 5　根据式(5-11)～(5-13)调整粒子的位置。

步骤 6　$t=t+1$。如果满足终止条件(达到最大迭代次数或粒子位置若干代未发生变化),则迭代结束。否则,转步骤 2。

由上述过程可知,在 QPSO 算法的迭代过程中,仅利用参数 $\alpha(t)$ 来影响粒子的位置和收敛速度。与 PSO 算法相比,QPSO 算法中的参数更少,控制起来更方便。

5.3.2　基于 QPSO 的 PCNN 参数确定方法

由于 PCNN 神经元模型中参数的选取过程实际上是一种寻求最优解的过程,所以可以利用 QPSO 具有的快速及全局搜索能力的特点来进行优化求解,以达到提高效率的目的。将 PCNN 模型应用于图像处理时,需要处理的参数主要有 3 类:链接系数 β,衰减系数 α_F、α_L、α_θ 和幅度系数 V_F、V_L、V_θ。

1. QPSO 算法中相关参数的确定

将 QPSO 算法用于优化 PCNN 参数时,最主要的问题是粒子的适应度函数的确定,其他需要确定的参数还有粒子的维数与取值范围,种群规模,最大迭代次数,算法终止准则等。

(1) 粒子的适应度函数

QPSO 算法在搜索过程中不需要其他的外部信息,仅用适应度来评价个体的优劣,并以此更新个体最优位置和全局最优位置。因此,设计一个好的适应度函数对于 QPSO 算法的执行效率和结果有着至关重要的影响。本章采用文献[14]提出的图像熵作为 PCNN 用于图像分割时的适应度函数,如式(5-15)所示:

$$H(P) = -P_1 \times \log_2 P_1 - P_2 \times \log_2 P_2 \tag{5-15}$$

其中,P_1 和 P_2 分别表示 PCNN 的输出 Y_{ij} 为 0 和 1 时的概率,一般可以通过输出图像的灰度直方图来近似求取。

(2)粒子的维数与取值范围

粒子的维数和求解的问题有关,本章主要根据 PCNN 模型及其简化模型中待确定参数的个数来确定 QPSO 算法中粒子的维数。另外,需要根据经验确定粒子中每一维的取值范围。

(3)种群规模

种群规模关系到问题求解的复杂度和解的质量。如果种群规模过大,则适应度评估次数将增加,计算量增大;如果种群规模过小,可能会引起早熟现象。因此种群规模的设置应该合理,QPSO 算法中一般取 20~50 为宜。本章中,种群规模取为 20,最大迭代次数设置为 50。

(4)算法终止准则

和遗传算法、PSO 等优化算法类似,QPSO 算法也必须有相应的终止准则。本章中,QPSO 算法的终止准则有两个:一是算法执行到最大迭代次数时自动终止;二是粒子的最优适应度值 m_{best} 连续三代的变化小于 0.01。

2. QPSO 优化 PCNN 参数的算法

QPSO 优化 PCNN 参数并应用于图像分割时的算法实现过程如下:

步骤 1　根据种群规模和粒子每一维的取值范围,随机产生初始种群;读入目标图像。

步骤 2　将初始种群中每个粒子代入 PCNN 模型,计算其适应度值,并作为该粒子的个体最好位置;同时,选择适应度值最小的个体位置作为全局最好位置。

步骤 3　根据式(5-11)～式(5-13)更新每个粒子的个体位置。

步骤 4　按式(5-15)计算每个粒子的适应度值。

步骤 5　对于每个粒子,将其适应度值与所经历过的最好位置的适应度值作比较,如果新的位置更好,则将其作为该粒子的个体历史最优值,用当前位置更新个体历史最好位置。

步骤 6　对于每个粒子,比较它的适应度值和群体所经历的最好位置的适应度值。若更好,则更新全局最好位置。

步骤 7　根据算法终止准则,若满足条件,则算法结束。否则,返回步骤 3 继续运行。

基于 PCNN 的图像融合算法的详细过程算法如图 5-15 所示。

3. 算法的收敛性和时间复杂度分析

由文献[15]可知,QPSO 算法在粒子位置有界的情况下,是一个全局收敛算法。在本章算法中,QPSO 算法中粒子的维数就是 PCNN 模型中参数的个数。在 QPSO 算法运行之初定义了粒子中每一维参数的取值范围,并且在算法中控制粒子不能越界。由此可知,本章算法在满足粒子位置有界的情况下也是收敛的。

算法的时间复杂度的具体分析过程如下:(1)步骤 1 中种群规模为 N,粒子维数为 D,所以初始化种群的时间复杂度为 $O(ND)$;目标图像为二维图像矩阵 $P \times Q$,其读入的时间

```
1    Require: P=20, D=3, Times=100
2    For i=1: N
3        Initialization (the value of each particle, local optimum and global
     optimum)
4    End
5    While (t<Times)
6        For i=1: N
7            f_current(i) = SF + EN + AG;
8            If pBest_value < f_current(i)    pBest_value = f_current(i);
9            End if
10           [iterbestval,idx1]=max(pBest_value);
11           if gBest_value < iterbestval    gBest_value < iterbestval;
     gbest=pbest(idx1,:);
12           End if
13           MBest_i(t) = 1/N Σ_{j=1}^{N} P_j(t-1)
14       End for
15       For d=1:D
16           PP_i(t) = P_i(t-1) + (1-φ)P_g(t-1)
17           { X_i(t) = PP_i(t) + β|MBest_i(t) - X_i(t-1)| * ln(1/u), , if k ≥ 0.5
               { X_i(t) = PP_i(t) + β|MBest_i(t) - X_i(t-1)| * ln(1/u), , if k < 0.5
18       end
19       t = t+1;
20   End while
21   [gBest_value, parameters]=max(gBest_value);
22   Return parameters (β, α_θ, V_θ);
```

图 5-15　基于 PCNN 的图像融合算法过程

复杂度为 $O(PQ)$。故步骤 1 的时间复杂度为 $O(ND)+O(PQ)$。（2）步骤 2 为计算所有粒子的初始适应值，假设 PCNN 的迭代次数为 T_2，则步骤 2 的时间复杂度为 $O(NDPQT_2)$。（3）步骤 3 的时间复杂度为 $O(N)$。（4）步骤 4 的时间复杂度为 $O(NDPQT_2)$。（5）步骤 5 的时间复杂度为 $O(N)$。（6）步骤 6 的时间复杂度为 $O(N)$。（7）步骤 7 的时间复杂度为 $O(1)$。从上述分析可以看出，步骤 3～步骤 7 中的最大时间复杂度为 $O(NDPQT_2)$。又假设 QPSO 算法的迭代次数为 T_1，那么步骤 3～步骤 7 循环后的时间复杂度为 $O(NDPQ T_1 T_2)$，并且大于步骤 1 和步骤 2 的时间复杂度。所以，最终可以得出本章算法的时间复杂度为 $O(NDPQ T_1 T_2)$。一般来说，PCNN 用于图像分割时迭代 3～5 次就可达到最佳分割，故本章算法的时间复杂度可简化为 $O(NDPQ T_1)$，即算法的时间复杂度主要取决于种群规模、粒子的维数、图像的大小和 QPSO 算法的迭代次数。

5.3.3　实验结果

在这项工作中，实验进行了五组 256 级图像。每组有两个不同类型的医学图像，如图 5-16 所示。图像 A 是待融合的原图像之一，图像 B 是另一幅待融合的原图像。第一组（G1）的原图像可从网站（http://imagefusion.org）下载，该网站是图像融合研究的在线资源。第 2 组（G2）至第 5 组（G5）的原图像来自阿特拉斯项目的网站（http://www.un.org）。这在一定程度上是由布里格姆妇女医院放射科和神经内科、哈佛医学院、康特威医学图书馆和美国神经病学学会促成的。

为了客观判断各种方法，在第一组实验中，以图像清晰度[25]、互信息（MI）[26]、标准差（STD）[27]、空间频率（SF）为标准来估计不同方法的性能。在第 2～5 组中，我们使用结构相

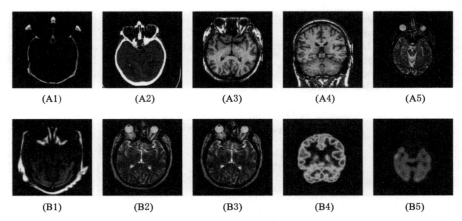

(A1)　　　　(A2)　　　　(A3)　　　　(A4)　　　　(A5)

(B1)　　　　(B2)　　　　(B3)　　　　(B4)　　　　(B5)

G1: CT-MR　　G2: CT-MR _T2　　G3: MR_T1-MR_T2　　G4: MR_T1-FDG　G5: MR_T2-SPET

图 5-16　不同组的原图像

似性（SSIM[28]）、图像熵和多元智能来评估不同方法的性能。图像熵描述图像包含的信息
量。标准差代表图像像素灰度的分布。标准差越高，对比度越高。王等[28]提出了结构相似
性（SSIM），它描述了两幅图像在结构上的相似性。王和马[29]用它作为客观评价指标来评
价多聚焦图像融合的性能。表 5-9 第 1 组（G1）不同方法的表现。

表 5-8　手动调整的传统 PCNN 参数值

Parameters	ε_F	ε_L	ε	V	V_F	V_L	V
Values	0.1	0.3	0.2	0.1	0.5	0.2	20

表 5-9　第 1 组（G_1）中不同方法的性能

Methods	Sharpness	STD	SF	MLAF	MLBF	MLAB
Our approach	7.630 3	65.183 2	22.820 0	3.210 0	0.517 5	3.727 5
Laplacian pyramid	7.083 1	56.998 4	19.638 5	1.238 6	0.317 6	1.556 2
Dual-channel PCNN	1.025 6	15.358 6	6.639 1	0.441 3	0.529 7	0.971 0
PCNN	6.982 5	59.518 4	18.211 5	3.533 5	0.438 6	3.972 1
MDE-PCNN	3.876 4	34.858 0	10.266 2	3.100 5	0.454 3	3.544 8
EL-DC-PCNN	3.895 1	35.654 1	9.995 8	3.121 0	0.465 2	3.586 2

表 5-10　第 2 组（G_2）至第 5 组（G_5）不同方法的性能

	Methods	Entropy	MLAF	MLBF	MLAB	SSIM. AF	SSIM. BF
	Our approach	4.536 2	1.721 6	1.006 6	2.728 2	0.766 7	0.671 0
	Laplacian pyramid	4.525 1	0.957 7	0.907 4	1.865 1	0.756 5	0.662 6
G2(Group2)： CT-MR. T2	Dual-channel PCNN	3.965 1	0.896 1	0.840 6	1.736 7	0.661 8	0.671 0
	PCNN	4.468 6	1.694 2	0.991 1	2.685 3	0.761 0	0.649 8
	MDE-PCNN	4.532 5	1.719 0	1.004 0	2.723 0	0.754 2	0.674 5
	EL-DC-PCNN	4.532 5	1.720 2	1.004 5	2.724 7	0.755 1	0.670 6

表 5-10(续)

	Methods	Entropy	MLAF	MLBF	MLAB	SSIM. AF	SSIM. BF
G3(Group3): MR. T1- MR. T2	Our approach	5. 472 6	2. 118 8	1. 092 8	3. 211 6	0. 795 4	0. 563 8
	Laplacian pyramid	5. 182 2	1. 049 9	0. 688 2	1. 738 1	0. 787 1	0. 559 0
	Dual-channel PCNN	4. 159 3	0. 872 5	1. 035 7	1. 908 2	0. 514 6	0. 850 7
	PCNN	5. 243 9	1. 241 9	1. 371 9	2. 613 8	0. 746 5	0. 659 0
	MDE-PCNN	5. 285 0	1. 206 8	1. 381 3	2. 588 1	0. 749 7	0. 670 3
	EL-DC-PCNN	5. 356 2	1. 895 3	1. 035 4	2. 930 7	0. 795 2	0. 562 1
G4(Group4): MR. T1-FDG	Our approach	5. 472 6	2. 118 8	1. 092 8	3. 211 6	0. 795 4	0. 563 8
	Laplacian pyramid	5. 182 2	1. 049 9	0. 688 2	1. 738 1	0. 787 1	0. 559 0
	Dual-channel PCNN	4. 159 3	0. 872 5	1. 035 7	1. 908 2	0. 514 6	0. 850 7
	PCNN	5. 368 8	2. 140 2	0. 997 3	3. 137 5	0. 858 8	0. 562 0
	MDE-PCNN	5. 419 2	2. 086 6	1. 055 5	3. 143 2	0. 767 4	0. 566 5
	EL-DC-PCNN	5. 429 5	2. 110 0	1. 065 5	3. 150 0	0. 776 5	0. 562 2
G5(Group5): MR. T2- SPET	Our approach	3. 787 5	1. 312 9	1. 126 3	2. 439 2	0. 875 1	0. 736 8
	Laplacian pyramid	3. 561 3	0. 995 8	0. 653 2	1. 649 0	0. 938 8	0. 661 2
	Dual-channel PCNN	3. 189 7	0. 843 5	0. 854 1	1. 697 6	0. 746 4	0. 763 7
	PCNN	3. 771 7	1. 274 6	1. 119 4	2. 394 0	0. 852 2	0. 746 6
	MDE-PCNN	3. 720 4	1. 276 8	1. 046 1	2. 323 1	0. 876 5	0. 737 5
	EL-DC-PCNN	3. 692 0	1. 277 0	1. 100 2	2. 377 2	0. 872 0	0. 735 2

SSIM 的 MATLAB 源代码可以从网站上下载(http://www . cns . NYU . edu/zwang/files/papers/ssim . html)。

为了展示量子粒子群优化——PCNN 算法的性能,还使用了其他一些流行的图像融合方法,如拉普拉斯金字塔[30]和具有两个通道(双通道 PCNN)的 mPCNN[7]作为比较实验。此外,将我们的方法与现有的混合方法如 MDE-PCNN[31]和 EL-DCPCNN[24]进行了比较。这些方法的参数设置如下:金字塔等级为 4,对于选择规则,高通等于 select max,低通等于 average。m-PCNN 参数均取自文献[239],使用传统 PCNN 并手动调整参数的融合方法的参数如表 5-8 所示。原图像如图 5-16 所示,在组 1(G1)中,A1 是 CT 图像,B1 是 MR 图像。在组 2(G2)中,A2 是 CT 图像,B2 是 MR_T2 加权图像;在组 3(G3)中,A3 是 MR_T1 加权图像,而 B3 是 MRMR_T2 加权图像。在组 4(G4)中,A4 是 MR_T1 加权图像,B4 是 FDG 图像。在组 5(G5)中,A5 是 MR_T2 加权图像,B5 是 SPET 图像。

使用不同方法的融合结果如图 5-17 所示。第一列图像通过我们的方法进行融合。第二、第三、第四和第五列图像分别通过拉普拉斯金字塔方法、具有两个通道的 m-PCNN(双通道 PCNN)、具有手动调整参数的传统 PCNN、MDE-PCNN 和 EL-DC-PCNN 进行融合。

MR 和 CT 图像的原图像通常用于测试不同融合方法的性能,因此在组 1 中,我们使用互信息(MI)、标准偏差(STD)、图像清晰度和空间频率(SF)作为不同方法性能的评估标准。这些值显示在表 5-10 中,融合图像显示在图 5-17 的前两行。

在表 5-9 和表 5-10 中,MI-AF 和 MI-BF 分别表示原图像 A 和融合图像之间的 MI 以

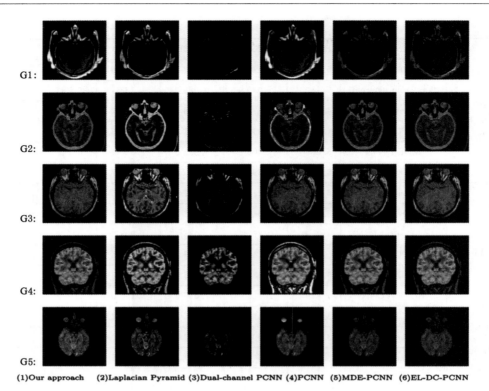

(1)Our approach　(2)Laplacian Pyramid　(3)Dual-channel PCNN　(4)PCNN　(5)MDE-PCNN　(6)EL-DC-PCNN

图 5-17　使用不同方法的融合结果

及原图像 B 和融合图像之间的 MI[7]。MI-AB 是指 MI-AF 和 MI-BF 之和,它表示融合图像从两幅原图像中获取信息的能力。从表 5-9 中可以看出,我们的方法得到的图像锐度、STD 和 SF 的值远远大于其他三种方法得到的值,这表明我们的方法可以取得更好的效果。在第 5-9 组(G2)到第 5 组(G5),我们对 CT-MR_T2 图像、MR_T1-MR_T2 图像、MR_T1-FDG 图像和 MR_T2-SPET 图像进行了实验。图像熵(EN)、结构相似度(SSIM)和互信息(MI)被用来评价不同方法的性能。不同方法的融合结果如图 5-17 所示。第 2 组至第 5 组中每种方法的性能如表 5-10 所示。SSIM_AF 表示原图像 A 和融合图像之间的结构相似性,而 SSIM_BF 表示原图像 B 和融合图像之间的结构相似性。

由于双通道 PCNN 模型本质上是一个没有反馈的神经元网络,双通道 PCNN 的性能取决于初始阈值的值。从图 5-16 中可以看出,双通道 PCNN 融合的图像信息丢失过多。然而,通过我们的方法融合的图像获得了最好的结果。其他方法的顺序随着不同的原图像而变化,但我们的方法总是表现最好,这表明其他方法的灵活性和稳定性较差,而我们的方法对不同的原图像具有很强的鲁棒性。从定量分析可以看出,通过该方法融合的图像不仅包含了原图像中最丰富的信息,而且与原图像具有更好的结构相似性。

通过以上分析和讨论,可以得出结论,该方法优于其他医学图像融合方法。我们的方法不仅可以适应不同类型的医学图像,而且可以从原图像中获取更多的信息,这对医生和他们的诊断是有用的。然而,也可以发现,通过我们的方法融合的图像在图像清晰度方面却不如除组 1(G1)之外的其他一些方法,这也是我们将在后续研究中解决的问题。

5.4　基于 Shearlet 变换的医学图像融合

为增强多聚焦和医学图像融合的融合效果,本章提出了一种基于 Shearlet 和 PCNN 变换结合的图像融合方法。与小波变换类似,Shearlet 变换具有简单的数学结构,这一优点使其可以很方便地和多分辨分析关联起来。一幅图像经过 Shearlet 变换,可以将其按任意尺度和方向进行解构,因此 Shearlet 变换比传统小波变换可以捕获更多的方向信息和其他几何信息。针对图像融合来说,Shearlet 变换是一种很好选择。PCNN 具有全局耦合特性、变阈值特性、内部行为的乘积耦合特性、输入的漏电容积分加权求和等特性,可将其用于 Shearlet 变换子带系数的选择,将 PCNN 方法中的点火次数作为融合策略。实验结果表明,该方法在视觉效果和客观评价指标上都要优于单纯采用其中一种变换,与传统小波变换和拉普拉斯金字塔变换相比也有明显优势。

5.4.1　Shearlet 变换的基本理论

小波理论是傅立叶分析的重要发展,1807 年 J. Fourier 提出 Fourier 级数,1946 年,Gabor 提出了 Gabor 变换;稍后 Gabor 变换发展为窗口傅立叶变换,20 世纪 80 年代初,一些科学家开始使用小波,1986 年 Y. Meyer 第一次构造出正交小波基。从数学的角度看,小波实际上是在特定的空间内按照称之为小波的基函数对数学表达式的展开与逼近。经典的小波理论尽管在 90 年代初期已经显得非常完善,但在实际应用中仍然存在许多缺陷。1995 年,Sweldens 提出了通过矩阵的提升格式(lifting scheme)来研究完全重构滤波器,从而建立了称之为第二代小波变换的框架体系。1999 年,Kingsbury 等提出了复小波变换,1999 年,Candes 与 Donoho 提出了脊波(ridgelet)和曲波(curvelet)。2002 年,Donoho 和 M. Vetterli 提出了轮廓波(contourlet)。2005 年,D. Labate 等提出了剪切波(Shearlet)。

剪切波(Shearlet)是多尺度几何分析的最新发展,是由 Guo 等[223]采用具有合成膨胀的仿射系统构造的一种接近最优表示的多维函数,具有更为简单的数学结构,对图像的表示同时具有多分辨率、最优非线性逼近和方向性等优点。剪切波所具有的这些优良特性,为解决图像处理中的难点问题提供了新的研究思路。

1. 连续剪切波变换

剪切波变换的理论基础是合成小波理论。合成小波理论通过仿射系统为几何多尺度分析提供了一种有效的方法。当维数为 2 时,具有合成膨胀的仿射系统形式如下:

$$\Psi_{AB}(\psi) = \{\psi_{j,k,l}(x) = |\det A|^{j/2}\psi(B^l A^j x - k)\} \tag{5-16}$$

其中,满足 $j, l \in Z, k \in Z^2, \psi \in L^2(\mathbb{R}^2)$。$A$ 和 B 为 2×2 的可逆矩阵,$|\det B| = 1$。如果 $\psi_{AB}(\psi)$ 满足紧框架结构,则其元素称为合成小波。其中,矩阵 A^j 是与尺度变换相关联的,B^l 是与保持面积不变的几何变换相关联的。剪切波变换是合成小波的一个特例,令 $\psi \in L^2(R^2)$ 满足下列条件:

(1) $\hat{\psi}(\xi) = \hat{\psi}(\xi_1, \xi_2) = \hat{\psi}_1(\xi_1)\hat{\psi}_2(\frac{\xi_2}{\xi_1})$,其中 $\hat{\psi}$ 为 ψ 的傅立叶变换;

(2) ψ_1 为连续小波,$\hat{\psi}_1 \in C^{\infty}(R)$, supp $\hat{\psi}_1 \subset [-2, -1/2] \cup [1/2, 2]$;

(3) $\hat{\psi}_2 \in C^{\infty}(R)$ 且 supp $\hat{\psi}_2 \subset [-1, 1]$,在区间 $(-1, 1)$ 上,$\psi_2 > 0$ 且 $\parallel \psi_2 \parallel = 1$,则称

由 ψ，以及 $B_s = \begin{pmatrix} 1 & s \\ 0 & 1 \end{pmatrix}$，$A_a = \begin{pmatrix} a & 0 \\ 0 & \sqrt{a} \end{pmatrix}$ 生成的下列系统。

$$\psi_{ast}(x) = \{ a^{-\frac{3}{4}} \psi(A_a^{-1} B_s^{-1}(x-t)), a \in \mathbb{R}^+, s \in \mathbb{R}, t \in \mathbb{R}^2 \} \tag{5-17}$$

$$Sf(a,s,t) = \langle f, \psi_{ast} \rangle \tag{5-18}$$

为连续剪切波系统，并称 $\psi_{ast}(x)$ 为连续剪切波。

2. 离散剪切波变换

通过对尺度参数 a 和剪切参数 s 进行离散化，可实现离散剪切波变换。离散剪切波的局部化特性非常的好，基函数的支撑区域满足抛物线尺度化，随着尺度的变化，可精确描述函数的奇异性特征。通常取剪切矩阵 B 和各向异性扩张矩阵为 A

$$A = \begin{pmatrix} 4 & 0 \\ 0 & 2 \end{pmatrix}, B = \begin{pmatrix} 1 & 1 \\ 0 & 1 \end{pmatrix} \tag{5-19}$$

离散剪切波的函数形式如下：

$$\psi_{j,l,k}^{(0)}(x) = 2^{\frac{3j}{2}} \psi(B^l A^j x - k) \tag{5-20}$$

其中，$\hat{\psi}^{(0)}(\xi) = \hat{\psi}^{(0)}(\xi_1, \xi_2) = \hat{\psi}_1(\xi_1) \hat{\psi}_2\left(\dfrac{\xi_2}{\xi_1}\right)$，$\hat{\psi}_1, \hat{\psi}_2 \in C^{\infty}(\hat{\mathbb{R}})$，$\hat{\psi}_1 \subset \left[-\dfrac{1}{2}, -\dfrac{1}{16}\right] \cup \left[\dfrac{1}{16}, \dfrac{1}{2}\right]$，$\mathrm{supp}\,\hat{\psi}_2 \subset [-1, 1]$。如果假定：

$$\sum_{j \geqslant 0} |\hat{\psi}_1(2^{-2j}\omega)|^2 = 1 \quad \mathrm{for}\ |\omega| \geqslant \dfrac{1}{8} \tag{5-21}$$

对于 $j \geqslant 0$，有

$$\sum_{t=-2^j}^{2^j-1} |\hat{\psi}_2(2^j\omega - l)|^2 = 1 \quad \mathrm{for}\ |\omega| \leqslant 1 \tag{5-22}$$

从上述假设可知函数 $\hat{\psi}_{j,l,k}^{(0)}$（且 $j \geqslant 0, -2^j \leqslant l \leqslant 2^j - 1, k \in \mathbb{Z}^2$）构成了一个剪切波频域剖分，即为 $D_0 = \left\{ (\xi_1, \xi_2) : |\xi_1| \geqslant \dfrac{1}{8}, \left|\dfrac{\xi_2}{\xi_1}\right| \leqslant 1 \right\}$，如图 5-18(a) 所示。其中，每个元素 $\hat{\psi}_{j,l,k}^{(0)}$ 支撑在梯形对上，近似大小为 $2^{2j} \times 2^j$，方向沿斜率为 $l\,2^{-j}$ 的直线，如图 5-18(b) 所示。同理可知，我们可以构造满足 $\{\hat{\psi}_{j,l,k}^{(1)} : j \geqslant 0, -2^j < l < 2^j - 1, k \in \mathbb{Z}^2\}$ 的函数 $\hat{\psi}_{j,l,k}^{(1)}(x)$，其构成的一个剪切波频域部分为 $D_1 = \left\{ (\xi_1, \xi_2) : |\xi_2| \geqslant \dfrac{1}{8}, \left|\dfrac{\xi_1}{\xi_2}\right| \leqslant 1 \right\}$，如图 5-17(a) 所示。选择适当的 $\varphi \in L^2(\mathbb{R}^2)$ 满足 $\{\varphi_k(x) = \varphi(x-k) : k \in \mathbb{Z}^2\}$ 是 $L^2\left(\left[-\dfrac{1}{16}, \dfrac{1}{16}\right]^2\right)$ 的一个紧框架。因此，可知剪切波集合 $\{\varphi_k, \psi_{j,l,k}^{(d)} : j \geqslant 0, -2^j \leqslant l \leqslant 2^j - 1, k \in \mathbb{Z}^2, d = 0, 1\}$ 是 $L^2(\mathbb{R}^2)$ 的一个紧框架。

综上所述，剪切波具有如下良好性能：① 非常好的局部化特性；② 满足抛物线尺度化特性；③ 具有较好的方向敏感性；④ 剪切波在各种尺度和方向上能够接近最优地表示富含方向信息的图像。

5.4.2 基于 Shearlet 和 PCNN 的图像融合步骤

有了前文 Shearlet 和 PCNN 的理论基础，集合两种方法的优点，提出基于 Shearlet 和 PCNN 的图像融合步骤如下：

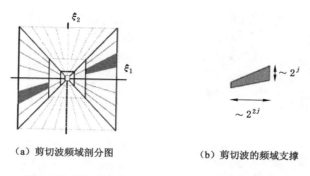

（a）剪切波频域剖分图   （b）剪切波的频域支撑

图 5-18   剪切波频域剖分图以及剖分子区域的几何

（1）分别对已经完成配准的原图像 A 和原图像 B 进行 Shearlet 变换，得到低频系数和各个方向尺度的高频系数；

（2）对低频子带系数采用取平均值的融合策略，得出融合图像的低频系数，分别将原图像 A 和原图像 B 的高频系数作为 PCNN1 和 PCNN2 的输入，得到这两点火映射图 O_A 和 O_B，高频系数融合规则如下：

$$\begin{cases} F(i,j) = A(i,j), O_A \geqslant O_B \\ F(i,j) = B(i,j), O_A < O_B \end{cases} \tag{5-23}$$

（3）将得到的 Shearlet 系数进行 Shearlet 逆变换，就可得到融合图像。

基于 Shearlet 和 PCNN 的图像融合方法过程如图 5-19 所示。

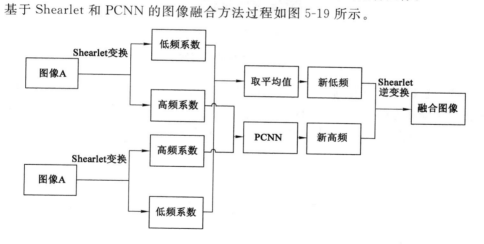

图 5-19   基于 Shearlet 和 PCNN 的图像融合方法过程

5.4.3   图像融合实验结果与比较分析

（1）多聚焦图像融合实验（见图 5-20）

本实验用基于 Shearlet 和 PCNN 结合的图像融合方法对多聚焦图像进行实验，实验结果与小波变换、拉普拉斯金字塔变换、Shearlet 和 PCNN 变换做比较，仍采用信息熵和平均梯度作为融合效果评价标准。

通过主观观察很难判断出这五种方法的优劣，本节仍然采用信息熵和平均梯度作为图像融合的评价标准。各种方法融合后所得实验结果的信息熵和平均梯度的值如表 5-11 所

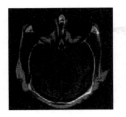 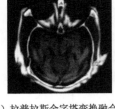

（a）小波变换融合结果　　　　　　（b）拉普拉斯金字塔变换融合结果

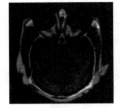 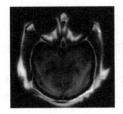

（c）PCNN 融合结果　　　　　　（d）Shearlet 融合结果

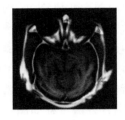

（e）Shearlet-PCNN融合结果

图 5-20　多聚焦图像融合实验结果

示。通过实验数据可以看出，基于 Shearlet 和 PCNN 结合的图像融合方法在图像包含的信息量和图像清晰度方面明显优于其他四种方法，在最大限度保存图像信息的同时，又尽量避免了图像失真。通过本实验，可得出基于 Shearlet 和 PCNN 结合的图像融合方法在多聚焦图像融合中有较好的效果。

表 5-11　多聚焦图像融合实验效果评价

评价方法	信息熵	平均梯度
小波变换	7.413 3	0.049 0
拉普拉斯金字塔	7.403 4	0.051 3
PCNN	7.319 7	0.030 1
Shearlet	7.352 7	0.032 0
Shearlet-PCNN	7.470 2	0.059 6

（2）医学图像融合实验

本实验分别利用小波变换、拉普拉斯金字塔方法、PCNN、Shearlet 变换和本章提出的基于 Shearlet 和 PCNN 结合的图像融合方法对原图像进行融合处理，其实验结果如图 5-21 所示。

从图像结果可以直观地看出，基于 Shearlet 和 PCNN 结合的图像融合方法有最好的融

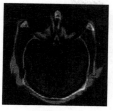
（a）小波变换融合结果

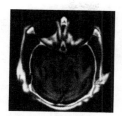
（b）拉普拉斯金字塔变换融合结果

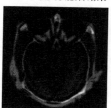
（c）PCNN 融合结果

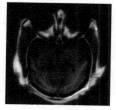
（d）Shearlet 融合结果

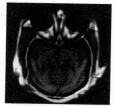
（e）Shearlet-PCNN融合结果

图 5-21　脑部 CT 和 MRI 图像融合实验结果

合效果,本着学术的科学性和严谨性,采用信息熵和平均梯度两个指标对五种方法的实验结果进行评价,如表 5-12 所示。

表 5-12　脑部 CT 和 MRI 图像融合实验评价

评价方法	信息熵	平均梯度
小波变换	6.052 6	0.041 3
拉普拉斯金字塔	6.718 4	0.054 0
PCNN	5.969 5	0.030 2
Shearlet	7.040 8	0.033 9
Shearlet-PCNN	7.051 5	0.059 8

通过以上实验,可以证明基于 Shearlet 和 PCNN 结合的图像融合方法用于图像融合时得到的图像的信息量完整,图像清晰度较高,用于多聚焦图像融合可取得不错的效果,用于医学图像融合的优势较其他方法更为明显。

5.5　多模态医学图像融合原型系统

本节介绍了多模医学图像融合原型系统界面设计的过程,并展示了最终的系统界面效果。利用 MATLAB 自带的 GUI 界面设计工具设计系统,初始界面如图 5-22 所示。

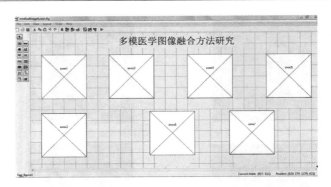

图 5-22　系统设计初始界面

　　运行后的系统界面如图 5-23 所示,使用界面工具中的菜单编辑器,为界面设计了三个菜单按钮。其中,读入图像按钮包括两个子按钮分别为原图像 A 和原图像 B,实现两幅原图像的读入功能,图像融合按钮中有五个下拉子菜单,分别实现小波变换、金字塔变换、PC-NN、Shearlet 变换以及 PCNN-Shearlet 变换五种图像融合方法,退出系统按钮实现退出功能。使用图形窗口分别显示两幅原图像和五组融合图像,并且使用文本框显示每种图像融合方法所得结果的信息熵和平均梯度,使实验结果更加直观。

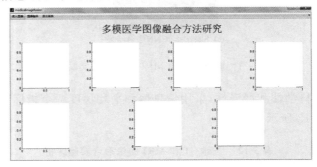

图 5-23　运行后系统初始界面

　　多聚焦图像融合实验系统界面如图 5-24 所示。

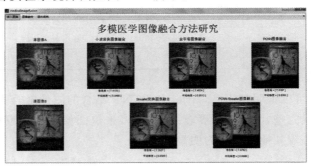

图 5-24　多聚焦图像融合实验系统界面

　　在图 5-23 中,左上和左下分别为多聚焦图像融合实验中的原图像,右边五幅图像分别为用五种方法得到的图像融合结果,并在每个融合图像下方设置文本框显示其信息熵和平均梯度,以此来直观的表现五种方法的融合结果。

多模医学图像融合实验系统界面如图 5-25 所示。

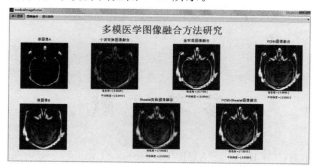

图 5-25　医学图像融合实验系统界面

图 5-25 的界面设置与图 5-24 一样,都是在原型系统界面中展示了原图像以及不同融合方法的融合结果。

5.6　小　　结

图像融合技术中有着众多不同的方法,如小波变换方法、拉普拉斯金字塔法等方法,而脉冲耦合神经网路是一种新型且具有发展潜力的算法,具有全局耦合性的特点,Shearlet 变换是一种新型多尺度分析方法,可以很好的捕捉图像的细节信息,因而两种方法结合,在图像融合技术领域中处理效果较好,从而受到了很多研究者的关注。

本章阐述了自适应的脉冲耦合图像,在简化的脉冲耦合神经网络的基础上,利用粒子群算法(PSO)和差分进化算法(DE)的特点,对脉冲耦合神经网络进行了优化,使其能够对不同的处理图片进行自适应参数设定。基于 QPSO 的脉冲耦合图像,通过 QPSO 算法自动确定 PCNN 神经元模型及其简化模型中的参数。基于 Shearlet 变换的图像融合方法,在以上基础上提出基于 Shearlet 和 PCNN 相结合图像融合新型方法,并通过实验验证,本章所提出的方法在主观观察和客观评价上都有良好的效果,相比之前的图像融合算方法更能保证图像信息量的完整以及尽量减少图像失真,为医学图像融合提供了崭新的思路。

参 考 文 献

[1] MÜLLER M，KRÜGER W，SAUR G. Robust image registration for fusion[J]. Information Fusion，2007，8(4)：347-353.

[2] 邓成锦.脉冲耦合神经网络在图像分割中的应用研究[D].昆明：云南大学，2010.

[3] 赵志峰，张尤赛.医学图像分割综述[J].华东船舶工业学院学报(自然科学版)，2003，17(3)：43-48.

[4] 江贵平，秦文健，周寿军，等.医学图像分割及其发展现状[J].计算机学报，2015，38(6)：1222-1242.

[5] 罗述谦，周果宏.医学图像处理与分析[M].北京：科学出版社，2003.

[6] 高美琴. OCT 医学影像血管分割与三维重建关键技术研究[D].北京：北京工业大学，2013.

[7] 严加勇，庄天戈.医学超声图像分割技术的研究及发展趋势[J].北京生物医学工程，2003，22(1)：67-71.

[8] 马义德，李廉，绽琨.脉冲耦合神经网络与数字图像处理[M].北京：科学出版社，2008.

[9] 顾晓东，余道衡，郭仕德.关于 PCNN 应用于图像处理的研究[J].电讯技术，2003，43(3)：21-24.

[10] 尚利峰.脉冲耦合神经网络在图像处理中的应用[D].成都：电子科技大学，2007.

[11] 陈立雪.基于直方图和脉冲耦合神经网络及边缘乘积互信息的图像分割[D].上海：复旦大学，2012.

[12] KAPUR J N，SAHOO P K，WONG A K C. A new method for gray-level picture thresholding using the entropy of the histogram[J]. Computer Vision，Graphics，and Image Processing，1985，29(3)：273-285.

[13] ABUTALEB A S. Automatic thresholding of gray-level pictures using two-dimensional entropy[J]. Computer Vision，Graphics，and Image Processing，1989，47(1)：22-32.

[14] KASS M，WITKIN A，TERZOPOULOS D. Snakes：Active contour models[J]. International Journal of Computer Vision，1988，1(4)：321-331.

[15] KIM D Y，KIM J H，NOH S M，et al. Pulmonary nodule detection using chest ct images[J]. Acta Radiologica，2003，44(3)：252-257.

[16] 张谦，耿国华，周明全.基于阈值和 snake 模型的三维医学图像自动分割[J].微机发展，2005，15(2)：109-111.

［17］赵莎莎.基于 OTSU 多阈值聚类分割医学图像的应用研究［J］.中国电子商情:科技创新，2014(11):76-76.

［18］张小莉，闫宏印，徐秋菊.基于改进蚁群算法的阈值医学图像分割［J］.北京交通大学学报，2016,40(5):40-44.

［19］林丽秋，陈亮亮.医学图像分割研究概况［J］.科技信息，2011(21):828.

［20］舒添慧，胥布工，胡战虎.基于区域生长法的医学图像分割［J］.微计算机信息，2008,24(18):284-285.

［21］吕晓琪，范运洲，谷宇，等.基于人工交互分水岭区域合并的医学图像分割研究［J］.中国医学影像学杂志，2010,18(6):516-520.

［22］陈静，朱家明，盛朗，等.基于区域信息的水平集医学图像分割［J］.软件，2014,35(4):21-23.

［23］林喜兰，陈秀宏，肖林云.基于区域混合活动轮廓模型的医学图像分割［J］.计算机科学，2016,43(4):303-307.

［24］MOHAMED N A，AHMED M N，FARAG A. Modified fuzzy c-mean in medical image segmentation［C］//1999 IEEE International Conference on Acoustics，Speech，and Signal Processing. Proceedings. ICASSP99（Cat. No. 99CH36258）. March 15-19，1999，Phoenix，AZ，USA. IEEE，1999:3429-3432.

［25］黄永锋，岑康，司京玉，等.模糊神经网络在颅脑磁共振图像分割中的应用研究［J］.中国生物医学工程学报，2003,22(6):508-512.

［26］LI B N，CHUI C K，CHANG S，et al. Integrating spatial fuzzy clustering with level set methods for automated medical image segmentation［J］. Computers in Biology and Medicine，2011,41(1):1-10.

［27］张利红，梁英波，吴定允.基于模糊增强的医学图像分割分水岭算法研究［J］.激光与红外，2013,43(11):1307-1310.

［28］苗彬，侯燕.基于改进模糊均值聚类算法的医学图像分割［J］.激光杂志，2015,36(1):140-143.

［29］吴宇翔，龚涛，梁文宇.基于改进的免疫模糊聚类方法的医学图像分割［J］.微型机与应用，2016,35(6):51-53.

［30］施俊，常谦，钟瑾.基于三维脉冲耦合神经网络模型的医学图像分割信号与信息处理［J］.应用科学学报，2010,28(6):609.

［31］易宗剑.基于群智能优化算法的医学图像分割研究［D］.南宁:广西师范学院，2015.

［32］侯宗波，马志庆，孟祥军.基于改进遗传神经网络的 MR 脑组织图像分割方法［J］.现代电子技术，2015,38(19):60-63.

［33］武星.卷积神经网络在医学图像处理中的应用［J］.2016.

［34］谢亮.基于信息熵和改进粒子群算法的医学图像分割方法研究［J］.半导体光电，2016,37(6):894-898.

［35］ECKHORN R，FRIEN A，BAUER R，et al. High frequency (60-90 Hz) oscillations in primary visual cortex of awake monkey［J］.NeuroReport，1993,4(3):243-246.

［36］JOHNSON J L，RANGANATH H，KUNTIMAD G，et al. Pulse-coupled neural networks and Pattern Recognition[M]. Amsterdam:Elsevier,1998.

[37] JOHNSON J L, PADGETT M L. PCNN models and applications [J]. IEEE Transactions on Neural Networks,1999,10(3):480-498.

[38] IZHIKEVICH E M. Theoretical foundations of pulse-coupled models[C]//1998 IEEE International Joint Conference on Neural Networks Proceedings. IEEE World Congress on Computational Intelligence (Cat. No. 98CH36227). May 4-9, 1998, Anchorage,AK,USA. IEEE,1998:2547-2550.

[39] EKBLAD U,KINSER J M,ATMER J,et al. The intersecting cortical model in image processing[J]. Nuclear Instruments and Methods in Physics Research Section A: Accelerators,Spectrometers,Detectors and Associated Equipment,2004,525(1/2): 392-396.

[40] CAO Y P, RENFREW A, COOK P. Novel optical flow optimization using pulse-coupled neural network and smallest univalue segment assimilating nucleus [C]//2007 International Symposium on Intelligent Signal Processing and Communication Systems. November 28-December 1, 2007, Xiamen, China. IEEE, 2007:264-267.

[41] CHOU N,WU J R,BAI BINGREN J,et al. Robust automatic rodent brain extraction using 3-D pulse-coupled neural networks (PCNN)[J]. IEEE Transactions on Image Processing,2011,20(9):2554-2564.

[42] 马义德,袁敏,等.PCNN 与传统神经网络在图像处理中的应用研究[J].中国科技论文在线,2005.

[43] 马义德,绽琨,齐春亮.自适应脉冲耦合神经网络在图像处理中应用[J].系统仿真学报,2008,20(11):2897-2900.

[44] MA Y D,ZHAN K,WANG Z B. Pulse-coupled neural networks[M]//Applications of Pulse-Coupled Neural Networks. Berlin, Heidelberg:Springer Berlin Heidelberg, 2010:1-9.

[45] 马义德,齐春亮.基于遗传算法的脉冲耦合神经网络自动系统的研究[J].系统仿真学报,2006,18(3):722-725.

[46] 姚畅,陈后金,李居朋.改进型脉冲耦合神经网络在图像处理中的动态行为分析[J].自动化学报,2008,34(10):1291-1297.

[47] 张军英,樊秀菊,董继扬,等.一种改进型脉冲耦合神经网络及其图像分割[J].电子学报,2004,32(7):1223-1226.

[48] 杨娜,陈后金,李艳凤,等.基于改进的脉冲耦合神经网络模型的图像分割[J].吉林大学学报(工学版),2013,43(3):758-763.

[49] 冯登超,杨兆选,王哲,等.基于改进型 PCNN 的不规则图像自适应分割算法研究[J].计算机应用,2008,28(3):650-652.

[50] 李奕,吴小俊.粒子群进化学习自适应双通道脉冲耦合神经网络图像融合方法研究[J].电子学报,2014,42(2):217-222.

[51] 唐宁,江贵平,吕庆文.优化的 PCNN 自适应三维图像分割算法[J].计算机应用研究,

2012,29(4):1591-1594.

[52] 王霞,郭林,王蒙军.三维连接系数矩阵的脉冲耦合神经网络彩色图像分割[J].科学技术与工程,2015,15(6):231-235.

[53] 邱明,张二虎.医学图像分割方法[J].计算机工程与设计,2005,26(6):1557-1559.

[54] 林瑶,田捷.医学图像分割方法综述[J].模式识别与人工智能,2002,15(2):192-204.

[55] 刘东菊.基于阈值的图像分割算法的研究[D].北京:北京交通大学,2009.

[56] 龙建武.基于Otsu的图像阈值分割算法的研究[D].长春:吉林大学,2011.

[57] 张旭秀,卢洋.基于分数阶微分的医学图像边缘检测方法[J].大连交通大学学报,2009,30(6):61-65.

[58] 舒添慧,胥布工,胡战虎.基于区域生长法的医学图像分割[J].微计算机信息,2008,24(18):284-285.

[59] 牛轶峰,卜彦龙,沈林成.多目标优化在图像处理中的应用综述[J].系统工程与电子技术,2008,30(9):1774-1781.

[60] ECKHORN R,REITBOECK H J,ARNDT M,et al. Feature linking via synchronization among distributed assemblies:simulations of results from cat visual cortex[J]. Neural Computation,1990,2(3):293-307.

[61] 马义德,戴若兰,李廉.一种基于脉冲耦合神经网络和图像熵的自动图像分割方法[J].通信学报,2002,23(1):46-51.

[62] 马义德,齐春亮.基于遗传算法的脉冲耦合神经网络自动系统的研究[J].系统仿真学报,2006,18(3):722-725.

[63] XU X Z,DING S F,SHI Z Z,et al. Particle swarm optimization for automatic parameters determination of pulse coupled neural network[J]. Journal of Computers,2011,6(8):1546-1553. DOI:10.4304/jcp.6.8.1546-1553.

[64] 许新征,丁世飞,史忠植,等.一种基于QPSO的脉冲耦合神经网络参数的自适应确定方法[J].模式识别与人工智能,2012,25(6):909-915.

[65] 王佺,聂仁灿,周冬明,等.多目标粒子群优化PCNN参数的图像融合算法[J].中国图象图形学报,2016,21(10):1298-1306.

[66] WANG G Y,XU X Z,JIANG X Y,et al. Medical image registration based on self-adapting pulse-coupled neural networks and mutual information [J]. Neural Computing and Applications,2016,27(7):1917-1926.

[67] J M H ALI, A E HASSANIEN. PCNN for detection of masses in digital mammogram[J]. Neural Network World,2006,16(2):129-141.

[68] JUN W U,SUN M M,XIAO Z T,et al. Ant colony optimization combined with PCNN for brain MRI image segmentation [J]. Guangdianzi Jiguang/journal of Optoelectronics Laser,2014,25(3):614-619.

[69] WU H S,BARBA J,GIL J. A parametric fitting algorithm for segmentation of cell images[J]. IEEE Transactions on Biomedical Engineering,1998,45(3):400-407.

[70] LI C M,KAO C Y,GORE J C,et al. Minimization of region-scalable fitting energy for image segmentation[J]. IEEE Transactions on Image Processing,2008,17(10):

1940-1949.

[71] MA J Y, WANG J B, LI X Y, et al. A study on orientation and absorption spectrum of interfacial molecules by using continuum model [J]. Journal of Computational Chemistry, 2008, 29(2): 198-210.

[72] ZHU R, YANG D G. Research of image segmentation base on PCNN method[C] // Proceedings of the International Conference on Information Engineering and Applications (IEA) 2012, 2013: 521-528.

[73] XIAO Z H, SHI J, CHANG Q. Automatic image segmentation algorithm based on PCNN and fuzzy mutual information[C] //2009 Ninth IEEE International Conference on Computer and Information Technology. October 11-14, 2009, Xiamen, China. IEEE, 2009: 241-245.

[74] MAO R Q, GONG X L, LIU K H. Image Denoising Algorithm with Neighborhood Based on PCNN Segmentation [J]. Opto-Electronic Engineering, 2010, 37(2): 122-127.

[75] 杨林森. 基于脉冲耦合神经网络的图像分割与融合研究[D]. 成都: 电子科技大学, 2008.

[76] 张正, 李青. 一种改进的脉冲耦合神经网络图像分割方法[J]. 软件导刊, 2015, 14(4): 148-150.

[77] 张晓明. 基于量子遗传算法的脉冲耦合神经网络图像分割技术研究[D]. 哈尔滨: 哈尔滨工程大学, 2014.

[78] 肖曦. 改进型脉冲耦合神经网络在图像分割中的应用研究[D]. 长沙: 湖南师范大学, 2014.

[79] 郭林. 多通道脉冲耦合神经网络实现彩色图像分割[D]. 天津: 河北工业大学, 2015.

[80] 李海燕, 张榆锋, 施心陵, 等. 基于灰度迭代阈值脉冲耦合神经网络的图像分割[J]. 计算机应用, 2011, 31(10): 2753-2756.

[81] 刘勍, 许录平, 马义德, 等. 基于互信息改进型脉冲耦合神经网络多值图像分割[J]. 光子学报, 2010, 39(5): 923-928.

[82] WANG Z B, DE MA Y, GU J. Multi-focus image fusion using PCNN[J]. Pattern Recognition, 2010, 43(6): 2003-2016.

[83] WEI S, HONG Q, HOU M S. Automatic image segmentation based on PCNN with adaptive threshold time constant[J]. Neurocomputing, 2011, 74(9): 1485-1491.

[84] CHEN Y L, PARK S K, MA Y D, et al. A new automatic parameter setting method of a simplified PCNN for image segmentation [J]. IEEE Transactions on Neural Networks, 2011, 22(6): 880-892.

[85] GU X D, GUO S D, YU D H. A new approach for automated image segmentation based on unit-linking PCNN [C] //Proceedings of International Conference on Machine Learning and Cybernetics. November 4-5, 2002, Beijing, China. IEEE, 2002: 175-178.

[86] LU Y F, MIAO J, DUAN L J, et al. A new approach to image segmentation based on

simplified region growing PCNN[J]. Applied Mathematics and Computation, 2008, 205(2):807-814.

[87] ADAGALE S S, PAWAR S S. Image segmentation using PCNN and template matching for blood cell counting[C] //2013 IEEE International Conference on Computational Intelligence and Computing Research. December 26-28, 2013, Enathi, India. IEEE, 2013:1-5.

[88] LI J F, ZOU B J, DING L, et al. Image segmentation with PCNN model and immune algorithm[J]. Journal of Computers, 2013, 8(9):2429-2436. DOI:10. 4304/jcp. 8. 9. 2429-2436.

[89] JIANG B, PENG Z M, XIAO J, et al. Image segmentation based on double-level parallelized firing PCNN in complex environments[C] //Photonics Asia 2007. Proc SPIE 6833, Electronic Imaging and Multimedia Technology V, Beijing, China. 2007, 6833:501-510.

[90] WANG H M, ZHANG K, YAN-JUN L I. Image segmentation method based on PCNN[J]. Opto-electronic Engineering, 2005, 32(5):93-96.

[91] Jin W B, Shen J J, Zhang Z F. Approach to image segmentation with spatial moments based on PCNN[J]. Application Research of Computers, 2009, 26(12):4800-4799.

[92] FAN B W, WU W. A new algorithm of automatic image segmentation based on PCNN[C] //Proceedings of the 2nd Information Technology and Mechatronics Engineering Conference (ITOEC 2016TOEC 2016). May 21-22, 2016. Chongqing, China. Paris, France:Atlantis Press, 2016.

[93] WANG L, WANG M. Automatic Image Segmentation Algorithm by PCNN Based on Mean Threshold and Ostu[J]. Infrared Technology, 2015, 37(7):553-559.

[94] QU S R, YANG H H. Infrared image segmentation based on PCNN with genetic algorithm parameter optimization[J]. High Power Laser and Particle Beams, 2015, 27(5):51007.

[95] MA R, LIANG Y Z, MA Y D. A self-adapting method for RBC count from different blood smears based on PCNN and image quality[C] //2016 IEEE International Conference on Bioinformatics and Biomedicine (BIBM). December 15-18, 2016, Shenzhen. IEEE, 2016:1611-1615.

[96] YANG Z, DONG M, GUO Y N, et al. A new method of micro-calcifications detection in digitized mammograms based on improved simplified PCNN[J]. Neurocomputing, 2016, 218:79-90.

[97] 邹蕾. 基于模糊聚类双水平集的医学图像分割算法[J]. 长春师范大学学报, 2017, 36(2):22-27.

[98] 王爱文, 宋玉阶. 基于脉冲耦合神经网络的图像分割[J]. 计算机科学, 2017, 44(4): 317-322.

[99] 江军. 三维医学图像配准方法研究[D]. 南京:东南大学, 2005.

[100] 郭变芳. 三维医学图像刚体配准[D]. 武汉:华中科技大学, 2009.

[101] 崔伟民. 基于互信息和梯度信息的多模医学图像配准研究[D]. 郑州:中原工学院,2013.

[102] 周志勇. 医学图像非刚性配准方法研究[D]. 长春:中国科学院研究生院(长春光学精密机械与物理研究所),2013.

[103] MÜLLER M, KRÜGER W, SAUR G. Robust image registration for fusion[J]. Information Fusion,2007,8(4):347-353.

[104] 孙少燕,唐焕文,唐一源. 一种新的结构正割法在时间序列图像配准中应用[J]. 大连理工大学学报,2007,47(2):301-304.

[105] 吴薇薇,周著黄,吴水才,等. 超声引导介入治疗术中图像配准技术的研究进展[J]. 北京生物医学工程,2015,34(6):639-644.

[106] 吕晓琪,张宝华,杨立东. 医学图像配准技术与应用[M]. 北京:科学出版社,2015.

[107] 吴茜. 精准放射治疗中图像配准关键技术研究[D]. 合肥:中国科学技术大学,2015.

[108] BROWN L G. A survey of image registration techniques[J]. ACM Computing Surveys,1992,24(4):325-376.

[109] VAN DEN ELSEN P A,POL E J D,VIERGEVER M A. Medical image matching-a review with classification[J]. IEEE Engineering in Medicine and Biology Magazine,1993,12(1):26-39.

[110] MAURER C R, FITZPATRICK JM. A review of medical image registration[J]. Interactive image-guided neurosurgery, 1993, pp 17-44.

[111] MAINTZ J B A,VIERGEVER M A. A survey of medical image registration[J]. Medical Image Analysis,1998,2(1):1-36.

[112] PLUIM J P W, MAINTZ J B A, VIERGEVER M A. Mutual-information-based registration of medical images:a survey[J]. IEEE Transactions on Medical Imaging,2003,22(8):986-1004.

[113] ZITOVÁ B,FLUSSER J. Image registration methods:a survey[J]. Image and Vision Computing,2003,21(11):977-1000.

[114] HOLDEN M. A review of geometric transformations for nonrigid body registration[J]. IEEE Transactions on Medical Imaging,2008,27(1):111-128.

[115] LU X Q,MA H L,ZHANG B H,et al. A review of algorithm research progress for non-rigid medical image registration[C]//2011 International Conference on Consumer Electronics, Communications and Networks(CECNet). April 16-18,2011,Xianning,China. IEEE,2011:3863-3866.

[116] SOTIRAS A, DAVATZIKOS C, PARAGIOS N. Deformable medical image registration:a survey[J]. IEEE Transactions on Medical Imaging,2013,32(7):1153-1190.

[117] 申艳平. 医学图像配准技术[J]. 中国医学物理学杂志,2013,30(1):3885-3889.

[118] OLIVEIRA F P,TAVARES J M. Medical image registration:a review[J]. Computer Methods in Biomechanics and Biomedical Engineering,2014,17(2):73-93.

[119] 卢振泰. 医学图像配准算法研究[D]. 广州:南方医科大学,2008.

［120］ WOODS R P，CHERRY S R，MAZZIOTTA J C. Rapid automated algorithm for aligning and reslicing PET images[J]. Journal of Computer Assisted Tomography，1992，16(4)：620-633.

［121］ PLUIM J P W，MAINTZ J B A，VIERGEVER M A. Mutual-information-based registration of medical images：a survey[J]. IEEE Transactions on Medical Imaging，2003，22(8)：986-1004.

［122］ OLIVEIRA F P，TAVARES J M. Medical image registration：a review[J]. Computer Methods in Biomechanics and Biomedical Engineering，2014，17(2)：73-93.

［123］ 吴锋，钱宗才，杭洽时，等. 基于轮廓的力矩主轴法在医学图像配准中的应用[J]. 第四军医大学学报，2001(6)：567-569.

［124］ YAMANY S M，FARAG A A，EL-BIALY A. Free-form object recognition and registration using surface signatures ［C］//Proceedings 1999 International Conference on Image Processing（Cat. 99CH36348）. October 24-28，1999，Kobe，Japan. IEEE，1999：457-461.

［125］ HSU L Y，LOEW M H. Automated registration of CT and MR brain images using 3-D edge detection[C]//Proceedings of the 20th Annual International Conference of the IEEE Engineering in Medicine and Biology Society. Vol. 20 Biomedical Engineering Towards the Year 2000 and Beyond（Cat. No. 98CH36286）. November 1-1，1998，Hong Kong，China. IEEE，1998：679-682.

［126］ LOWE D G. Distinctive image features from scale-invariant keypoints ［J］. International Journal of Computer Vision，2004，60(2)：91-110.

［127］ 丁莹，李文辉，范静涛，等. 基于多尺度 Harris 角点 SAM 的医学图像配准算法[J]. 中国图像图形学报，2010，15(12)：1762-1768.

［128］ 吕晓琪，黄显武，张宝华. 一种基于角点特征的医学图像配准方法[J]. 内蒙古科技大学学报，2010，29(1)：49-52.

［129］ 李勇明，高乙文，卢柳伊，等. 混合角点检测算法用于脑磁共振图像配准[J]. 中国医学影像技术，2012，28(2)：356-360.

［130］ HAN N，XIE Y. SU-E-J-78：deformable registration method by joint using TPS and B-spline for lung cancer in radiotherapy[J]. Medical Physics，2013，40(6Part7)：168.

［131］ 汪友生，李冠宇. 基于平滑样条函数的血管图像弹性配准算法[J]. 电子测量与仪器学报，2015，29(9)：1334-1339.

［132］ 同鸣，曹阳，何梦玥，等. LBM 的医学影像非刚体配准新方法[J]. 西安电子科技大学学报，2013，40(1)：6-13.

［133］ PLISHKER W，DANDEKAR O，BHATTACHARYYA S，et al. A taxonomy for medical image registration acceleration techniques ［C］//2007 IEEE/NIH Life Science Systems and Applications Workshop. November 8-9，2007，Bethesda，MD，USA. IEEE，2007：160-163.

［134］ LUO S Q，LI X. Implementation of mutual information based multi-modality medical image registration[C]//Proceedings of the 22nd Annual International Conference of the IEEE Engineering in Medicine and Biology Society (Cat. No. 00CH37143). July 23-28,2000,Chicago,IL. IEEE,2000:1447-1450.

[135] BESL P J, MCKAY N D. A method for registration of 3-D shapes[J]. IEEE Transactions on Pattern Analysis and Machine Intelligence,1992,14(2):239-256.

[136] CHEN Y,MEDIONI G. Object modelling by registration of multiple range images [J]. Image and Vision Computing,1992,10(3):145-155.

[137] FITZGIBBON A W. Robust registration of 2D and 3D point sets[J]. Image and Vision Computing,2003,21(13/14):1145-1153.

[138] DU S Y,ZHENG N N,YING S H,et al. Affine iterative closest point algorithm for point set registration[J]. Pattern Recognition Letters,2010,31(9):791-799.

[139] DU S Y,ZHENG N N,MENG G F,et al. Affine registration of point sets using ICP and ICA[J]. IEEE Signal Processing Letters,2008,15:689-692.

[140] 朱新宇,万剑华,刘善伟,等. 改进的 ICP 点云配准算法[J]. 海洋测绘,2015,35(2): 77-79.

[141] LI G, GUO L, LIU T. Deformation invariant attribute vector for deformable registration of longitudinal brain MR images[J]. Computerized Medical Imaging and Graphics,2009,33(5):384-398.

[142] PLUIM J P W, MAINTZ J B A, VIERGEVER M A. Image registration by maximization of combined mutual information and gradient information[C] // Medical Image Computing and Computer-Assisted Intervention-MICCAI ,2000: 452-461.

[143] LIU C C,LI K,LIU Z G. Medical image registration by maximization of combined mutual information and edge correlative deviation[C] //2005 IEEE Engineering in Medicine and Biology 27th Annual Conference. January 17-18, 2006, Shanghai, China. IEEE,2006:6379-6382.

[144] CHEN W Q,OU Z Y,SONG W W. A coarse-to-refined approach of medical image registration based on combining mutual information and shape information[C] // 2005 International Conference on Neural Networks and Brain. October 13-15,2005, Beijing. IEEE,2005:816-820.

[145] LI G,XIE H C,NING H,et al. Accuracy of 3D volumetric image registration based on CT, MR and PET/CT phantom experiments[J]. Journal of Applied Clinical Medical Physics,2008,9(4):17-36.

[146] BABAIE-ZADEH M,JUTTEN C,NAYEBI K. Differential of the mutual information[J]. IEEE Signal Processing Letters,2004,11(1):48-51.

[147] 吕晓琪,李娜,张宝华等. 基于体素相似性的三维多模脑图像配准研究[f]. 中国医学影像学杂志,2013, 21(2): 146-151.

[148] 王远军,周密,查珊珊等. 多模态医学图像配准技术研究[J]. 中国医学物理学杂志, 2013, 30(003): 4125-4129.

[149] 李文龙,程流泉,李军,等. 基于自由形变的 3D 非线性医学图像配准[J]. 中国医学影

像技术,2011,27(12):2536-2540.

[150] SHARMAN R, TYLER J M, PIANYKH O S. A fast and accurate method to register medical images using Wavelet Modulus Maxima[J]. Pattern Recognition Letters,2000,21(6/7):447-462.

[151] THIRION J P. New feature points based on geometric invariants for 3D image registration[J]. International Journal of Computer Vision,1996,18(2):121-137.

[152] HE B W,LIN Z M,LI Y F. An automatic registration algorithm for the scattered point clouds based on the curvature feature[J]. Optics & Laser Technology,2013, 46:53-60.

[153] THOMAS D, SUGIMOTO A. Robustly registering range images using local distribution of albedo[J]. Computer Vision and Image Understanding,2011,115(5): 649-667.

[154] JIANG J,CHENG J,CHEN X L. Registration for 3-D point cloud using angular-invariant feature[J]. Neurocomputing,2009,72(16/17/18):3839-3844.

[155] 华亮. 基于几何代数理论的医学图像配准研究[D]. 杭州:浙江工业大学,2013.

[156] 张娟. 医学图像配准中相似性测度的研究[D]. 广州:南方医科大学,2014.

[157] 薛晓虎. 医学图像配准技术的研究[D]. 沈阳:沈阳航空航天大学,2013.

[158] KENNEDY J, EBERHART R. Particle swarm optimization[C]//Proceedings of ICNN'95-International Conference on Neural Networks. November 27-December 1, 1995,Perth,WA,Australia. IEEE,1995:1942-1948.

[159] 林蔚. 基于互信息和蚁群算法的多分辨率二维—三维医学图像配准的研究[D]. 南宁: 广西大学,2013.

[160] 龚昌来,罗聪,杨冬涛. 一种基于边缘方向的双线性插值方法[J]. 激光与红外,2010, 40(7):788-791.

[161] MAES F, COLLIGNON A, VANDERMEULEN D, et al. Multimodality image registration by maximization of mutual information[J]. IEEE Transactions on Medical Imaging,1997,16(2):187-198.

[162] 王玉,王明泉,张志杰. 多模态医学图像配准和融合算法研究[J]. 山西电子技术, 2013(2):89-91.

[163] 裴智军,高关心,谢伟. 基于 MATLAB 的脑 CT 图像三维重建研究[J]. 中国数字医学,2015,10(2):45-47.

[164] 王丽. 医学图像配准技术应用研究[D]. 济南:山东大学,2012.

[165] 罗述谦. 医学图像处理与分析[M]. 北京:科学出版社,2010.

[166] MAINTZ J B A, VIERGEVER M A. A survey of medical image registration[J]. Medical Image Analysis,1998,2(1):1-36.

[167] GONG M G, ZHAO S M, JIAO L C, et al. A novel coarse-to-fine scheme for automatic image registration based on SIFT and mutual information[J]. IEEE Transactions on Geoscience and Remote Sensing,2014,52(7):4328-4338.

[168] 郑芳. 基于 SIFT 和互信息的医学图像配准研究[D]. 武汉:中南民族大学,2012.

[169] WANG G Y，XU X Z，JIANG X Y，et al. Medical image registration based on self-adapting pulse-coupled neural networks and mutual information［J］. Neural Computing and Applications，2016，27(7)：1917-1926.

[170] ECKHORN R，REITBOECK H J，ARNDT M，DICKE PW. A neural network for feature linking via synchronous activity：results from cat visual cortex and from simulations. Models of Brain Function，Cambridge University Press，1989，255-272.

[171] RANGANATH H S，KUNTIMAD G，JOHNSON J L. Pulse coupled neural networks for image processing［C］//Proceedings IEEE Southeastcon '95. Visualize the Future. March 26-29，1995，Raleigh，NC，USA. IEEE，1995：37-43.

[172] JOHNSON J L，PADGETT M L. PCNN models and applications［J］. IEEE Transactions on Neural Networks，1999，10(3)：480-498.

[173] ECKHORN R，REITBOECK H J，ARNDT M，et al. Feature linking via synchronization among distributed assemblies：simulations of results from cat visual cortex［J］. Neural Computation，1990，2(3)：293-307.

[174] 邓翔宇,马义德.PCNN 参数自适应设定及其模型的改进[J].电子学报,2012,40(5)：955-964.

[175] DENG X Y，MA Y D. PCNN Model Analysis and Its Automatic Parameters Determination in Image Segmentation and Edge Detection［J］. Chinese Journal of Electronic，2014，23(1)：97-103.

[176] 马义德,戴若兰,李廉.一种基于脉冲耦合神经网络和图像熵的自动图像分割方法[J].通信学报,2002,23(1)：46-51.

[177] KUNTIMAD G，RANGANATH H S. Perfect image segmentation using pulse coupled neural networks［J］. IEEE Transactions on Neural Networks，1999，10(3)：591-598.

[178] 毕英伟,邱天爽.一种基于简化 PCNN 的自适应图像分割方法[J].电子学报,2005,33(4)：647-650.

[179] 赵峙江,赵春晖,张志宏.一种新的 PCNN 模型参数估算方法[J].电子学报,2007,35(5)：996-1000.

[180] 苗启广,王宝树.基于局部对比度的自适应 PCNN 图像融合[J].计算机学报,2008,31(5)：875-880.

[181] 杨艳春,党建武,王阳萍.基于提升小波变换与自适应 PCNN 的医学图像融合方法[J].计算机辅助设计与图形学学报,2012,24(4)：494-499.

[182] 严春满,郭宝龙,易盟.基于改进 LP 变换及自适应 PCNN 的多聚焦图像融合方法[J].控制与决策,2012,27(5)：703-707.

[183] LI H Y，ZHANG Y F，XU D. Noise and speckle reduction in Doppler blood flow spectrograms using an adaptive pulse-coupled neural network［J］. EURASIP Journal on Advances in Signal Processing，2010，2010：918015.

[184] FU J C，CHEN C C，CHAI J W，et al. Image segmentation by EM-based adaptive

pulse coupled neural networks in brain magnetic resonance imaging［J］. Computerized Medical Imaging and Graphics,2010,34(4):308-320.

［185］KONG W W, LEI Y J, LEI Y, et al. Image fusion technique based on non-subsampled contourlet transform and adaptive unit-fast-linking pulse-coupled neural network[J]. IET Image Processing,2011,5(2):113.

［186］姚畅,陈后金,李居朋.改进型脉冲耦合神经网络在图像处理中的动态行为分析[J].自动化学报,2008,34(10):1291-1297.

［187］马义德,齐春亮.基于遗传算法的脉冲耦合神经网络自动系统的研究[J].系统仿真学报,2006,18(3):722-725.

［188］JIANG X. A self-adapting pulse-coupled neural network based on modified differential evolution algorithm and its application on image segmentation［J］. International Journal of Digital Content Technology and Its Applications, 2012, 6(20):501-509.

［189］XU X Z, DING S F, SHI Z Z, et al. Particle swarm optimization for automatic parameters determination of pulse coupled neural network［J］. Journal of Computers,2011,6(8):1546-1553.

［190］许新征,丁世飞,史忠植,等.一种基于 QPSO 的脉冲耦合神经网络参数的自适应确定方法[J].模式识别与人工智能,2012,25(6):909-915.

［191］LÓPEZ-IBÁÑEZ M, STÜTZLE T, DORIGO M. Ant colony optimization: A component-wise overview Handbook of Heuristics［M］. Cham: Springer International Publishing,2016.

［192］OTSU N. A threshold selection method from gray-level histograms［J］. IEEE Transactions on Systems,Man,and Cybernetics,1979,9(1):62-66.

［193］MAYER A, GREENSPAN H. An adaptive mean-shift framework for MRI brain segmentation[J]. IEEE Transactions on Medical Imaging,2009,28(8):1238-1250.

［194］VINCENT L,SOILLE P. Watersheds in digital spaces:an efficient algorithm based on immersion simulations[J]. IEEE Transactions on Pattern Analysis and Machine Intelligence,1991,13(6):583-598.

［195］MARTIN D,FOWLKES C,TAL D,et al. A database of human segmented natural images and its application to evaluating segmentation algorithms and measuring ecological statistics［C］//Proceedings Eighth IEEE International Conference on Computer Vision. ICCV 2001. July 7-14,2001,Vancouver,BC,Canada. IEEE,2001: 416-423.

［196］MEILĂ M. Comparing clusterings:an axiomatic view[C］//Proceedings of the 22nd international conference on Machine learning-ICML '05. August 7-11,2005. Bonn, Germany. New York:ACM Press,2005:577-584.

［197］UNNIKRISHNAN R, HEBERT M. Measures of similarity［C］//2005 Seventh IEEE Workshops on Applications of Computer Vision (WACV/MOTION'05)-Volume 1. January 5-7,2005,Breckenridge,CO,USA. IEEE,2005:394.

[198] RIGAU J，FEIXAS M，SBERT M，et al. Medical image segmentation based on mutual information maximization[C] //Medical Image Computing and Computer-Assisted Intervention-MICCAI ,2004:135-142.

[199] JOHNSON J L. Pulse-coupled neural nets:translation,rotation,scale,distortion,and intensity signal invariance for images[J]. Applied Optics,1994,33(26):6239-6253.

[200] 邱智勇.脉冲耦合神经网络在图像配准和插值中的应用[D].厦门:厦门大学,2008.

[201] COLLIGNON A，MAES F，DELAERE D，et al. Automated multi-modality image registration based on information theory[C] //Information processing in medical imaging. 1995,3(6): 263-274.

[202] VIOLA P,WELLS III W M. Alignment by maximization of mutual information[J]. International Journal of Computer Vision,1997,24(2):137-154.

[203] 曹蹊渺.基于互信息的图像配准算法研究[D].北京:北京交通大学,2008.

[204] CHEN Y W，LIN C L，MIMORI A. Multimodal medical image registration using particle swarm optimization［C］ //2008 Eighth International Conference on Intelligent Systems Design and Applications. November 26-28,2008, Kaohsuing, Taiwan,China. IEEE,2008:127-131.

[205] LOWE D G. Distinctive image features from scale-invariant keypoints［J］. International Journal of Computer Vision,2004,60(2):91-110.

[206] 温海娇,文杰,王丽平,等. 一种新的 PCNN 自适应去噪算法[J]. 计算机仿真,2015, 32(11):338-342.

[207] CHOU N，WU J R，BAI BINGREN J，et al. Robust automatic rodent brain extraction using 3-D pulse-coupled neural networks (PCNN)[J]. IEEE Transactions on Image Processing,2011,20(9):2554-2564.

[208] 施俊,常谦,钟瑾.基于三维脉冲耦合神经网络模型的医学图像分割信号与信息处理 [J].应用科学学报,2010,28(6):609.

[209] 陈贵云,张江.基于三维互信息的多模医学图像配准[J].时珍国医国药,2010, 21(12):3321-3323.

[210] ECKHORN R. Neural mechanisms of scene segmentation:recordings from the visual cortex suggest basic circuits for linking field models[J]. IEEE Transactions on Neural Networks,1999,10(3):464-479.

[211] 苗启广,王宝树.基于局部对比度的自适应 PCNN 图像融合[J].计算机学报,2008, 31(5):875-880.

[212] MIAO QIGUANG，WANG BAOSHU. A Novel Image Fusion Algorithm Based on Local Contrast and Adaptive PCNN[J]. Chinese Journal of Computers，2008，31 (5):875-880.

[213] 马义德,戴若兰,李廉.一种基于脉冲耦合神经网络和图像熵的自动图像分割方法 [J].通信学报, 2002, 23(1):46-51.

[212] MIAO Q G,WANG B S. A novel image fusion algorithm based on local contrast and adaptive PCNN[J].Chinese Journal of Computers,2009,31(5):875-880.

［214］MA YIDE, DAI RUOLAN, LI LIAN. Automated image segmentation using pulse coupled neural networks and images entropy［J］. Journal of China Institute of Communications, 2002, 23(1):46-51.

［215］LU Y F, MIAO J, DUAN L J, et al. A new approach to image segmentation based on simplified region growing PCNN［J］. Applied Mathematics and Computation, 2008, 205(2):807-814.

［216］程丹松,刘晓芳,唐降龙,等.基于邻域激励脉冲耦合神经网络的图像分割［J］.华中科技大学学报(自然科学版),2009,37(5):33-37.

［217］CHENG DANSONG, LIU XIAOFANG, TANG XIANGLONG, LIU JIAFENG. Image segmentation using neighborhood inspiring pulse coupled neural network［J］. Journal of Huazhong University of Science and Technology (Nature Science Edition), 2009, 37(5):33-37.

［218］张煜东,吴乐南.基于 SPCNN 和 Nagao 滤波的图像去噪［J］.中国科学(F 辑:信息科学),2009,39(6):598-607.

［219］ZHANG Y D, WU L N. Improved image filter based on SPCNN［J］. Science in China Series F:Information Sciences,2008,51(12):2115-2125.

［220］马义德,齐春亮,钱志柏,等.基于脉冲耦合神经网络和施密特正交基的一种新型图像压缩编码算法［J］.电子学报,2006,34(7):1255-1259.

［221］MA YIDE, QI CHUNLIANG, QIAN ZHIBAI, SHI FEI, ZHANG ZAIFENG. A Novel Image Compression Coding Algorithm Based on Pulse-Coupled Neural Network and Gram-Schmidt Orthogonal Base［J］. Acta Electronica Sinica, 2006, 34(7):1255-1259.

［222］顾晓东,郭仕德,余道衡.基于 PCNN 的图像阴影处理新方法［J］.电子与信息学报,2004,26(3):479-483.

［223］GU XIAODONG GUO SHIDE YU DAOHENG. A New Approach for Image Shadow Processing Based on PCNN［J］. Journal of Electronics and Information Technology, 2004, 26 (3):479-483.

［224］于江波,陈后金,王巍,等.脉冲耦合神经网络在图像处理中的参数确定［J］.电子学报,2008,36(1):81-85.

［225］YU JIANGBO,CHEN HOUJIN, WANG WEI, LI JUPENG. Parameter Determination of Pulse Coupled Neural Network in Image Processing［J］. Acta Electronica Sinica, 2008, 36(1):81-85.

［226］赵峙江,张田文,张志宏.一种新的基于 PCNN 的图像自动分割算法研究［J］.电子学报,2005,33(7):1342-1344.

［227］ZHAO SHIJIANG, ZHANG TIANWEN, ZHANG ZHIHONG. A Study of a New Image Segmentation Algorithm Based on PCNN［J］. Acta Electronica Sinica, 2005, 33(7):1342-1344.

［228］马义德,齐春亮.基于遗传算法的脉冲耦合神经网络自动系统的研究［J］.系统仿真学报,2006,18(3):722-725.

[229] MA YIDE, QI CHUNLIANG. Study of Automated PCNN System Based on Genetic Algorithm[J]. Journal of System Simulation, 2006, 18(3): 722-725.

[230] 毕英伟,邱天爽. 一种基于简化 PCNN 的自适应图像分割方法[J]. 电子学报,2005, 33(4):647-650.

[231] BI YINGWEI, QIU TIANSHUANG. An Adaptive Image Segmentation Method Based on a Simplified PCNN[J]. Acta Electronica Sinica, 2005,33(4):647-650.

[232] 孙俊. 量子行为粒子群优化算法研究[D]. 无锡:江南大学,2009.

[233] SUN J, FENG B, XU W B. Particle swarm optimization with particles having quantum behavior [C] //Proceedings of the 2004 Congress on Evolutionary Computation (IEEE Cat. No. 04TH8753). June 19-23, 2004, Portland, OR, USA. IEEE,2004:325-331.

[234] BEHRENBRUCH C P, MARIAS K, ARMITAGE P A, et al. Fusion of contrast-enhanced breast MR and mammographic imaging data[J]. Medical Image Analysis, 2003,7(3):311-340.

[235] WANG Z B, MA Y D. Dual-channel PCNN and its application in the field of image fusion[C] //Third International Conference on Natural Computation (ICNC 2007). August 24-27,2007,Haikou,China. IEEE,2007:755-759.

[236] WANG L, LI B, TIAN L F. A novel multi-modal medical image fusion method based on shift-invariant shearlet transform[J]. The Imaging Science Journal,2013,61(7): 529-540.

[237] HE D X, MENG Y, WANG C Y. Contrast pyramid based image fusion scheme for infrared image and visible image[C] //2011 IEEE International Geoscience and Remote Sensing Symposium. July 24-29,2011,Vancouver,BC,Canada. IEEE,2011: 597-600.

[238] TOET A. A morphological pyramidal image decomposition[J]. Pattern Recognition Letters,1989,9(4):255-261.

[239] R ECKHORN, H J REITBOECK, M ARNDT, et al. A neural network for feature linking via synchronous activity: Results from cat visual cortex and from simulations, in: Models of Brain Function [M]. London: Cambridge Univ. Press, 1989.

[240] WANG Z B, DE MA Y. Medical image fusion using m-PCNN[J]. Information Fusion,2008,9(2):176-185.

[241] DAS S, KUNDU M K. NSCT-based multimodal medical image fusion using pulse-coupled neural network and modified spatial frequency[J]. Medical & Biological Engineering & Computing,2012,50(10):1105-1114.

[242] ZHAO Y M. The PCNN adaptive segmentation algorithm based on visual perception[C]// PIAGENG 2013: Image Processing and Photonics for Agricultural Engineering. Sanya, China. SPIE,2013.

[243] ZHANG D, MABU S, HIRASAWA K. Image denoising using pulse coupled neural

network with an adaptive Pareto genetic algorithm［J］. IEEJ Transactions on Electrical and Electronic Engineering,2011,6(5):474-482.

［244］XU X Z,DING S F,SHI Z Z,et al. Particle swarm optimization for automatic parameters determination of pulse coupled neural network［J］. Journal of Computers,2011,6(8):1546-1553.

［245］WANG J S,CONG F W. Grayscale image edge detection based on pulse-coupled neural network and particle swarm optimization［C］//2008 Chinese Control and Decision Conference. July 2-4,2008,Yantai,China. IEEE,2008:2576-2579.

［246］HAGE I S,HAMADE R F. Segmentation of histology slides of cortical bone using pulse coupled neural networks optimized by particle-swarm optimization［J］. Computerized Medical Imaging and Graphics,2013,37(7/8):466-474.

［247］许新征,丁世飞,史忠植,等. 一种基于 QPSO 的脉冲耦合神经网络参数的自适应确定方法[J]. 模式识别与人工智能,2012,25(6):909-915.

［248］JIANG X. A self-adapting pulse-coupled neural network based on modified differential evolution algorithm and its application on image segmentation［J］. International Journal of Digital Content Technology and Its Applications,2012, 6(20):501-509.

［249］ZHAO H,DING S F. Study of automated PCNN system based on fruit flyoptimization algorithm［J］. Computer Information System,2014,10(15):6635-6642.

［250］SUN J,LAI C H,XU W B,et al. A modified quantum-behaved particle swarm optimization[M] //Computational Science-ICCS 2007. Berlin,Heidelberg:Springer Berlin Heidelberg,2007:294-301.

［251］FANG W,SUN J,DING Y R,et al. A review of quantum-behaved particle swarm optimization[J]. IETE Technical Review,2010,27(4):336.

［252］MA Y D,LI L,WANG Y F,et al. Principle of Pulse-coupled Neural Network and its Application[M]. Beijing:Science Press,2006.

［253］ECKHORN R,REITBOECK H J,ARNDT M,et al. Feature linking via synchronization among distributed assemblies:simulations of results from cat visual cortex[J]. Neural Computation,1990,2(3):293-307.

［254］KENNEDY J,EBERHART R. Particle swarm optimization［C］//Proceedings of ICNN'95-International Conference on Neural Networks. November 27-December 1, 1995,Perth,WA,Australia. IEEE,1995:1942-1948.

［255］SUN J,FENG B,XU W B. Particle swarm optimization with particles having quantum behavior［J］. Proceedings of the 2004 Congress on Evolutionary Computation,2004,1:325-331.

［256］MA Y D,DAI R L,LI L. Automated image segmentation using pulse coupled neural networks and images entropy,J. China Inst. Commun. 23(1)(2002)46-51.

［257］LI Y,WU X J,A novel image fusion method using self-adaptive dual-channel pulse coupled neural networks based on PSO evolutionary learning[J]. Acta Electron. Sinica，2014，42（2）：217-222.

[258] MA Y D，ZHAN K，WANG Z B. Image fusion Applications of Pulse-Coupled Neural Networks. Heidelberg：Springer Berlin Heidelberg，2010.

[259] SEETHA M，MURALIKRISHNA I V，DEEKSHATULU B L. Data fusion performance analysis based on conventional and wavelet transform techniques[C] // Proceedings of 2005 IEEE International Geoscience and Remote Sensing Symposium，2005. IGARSS '05. July 29-29，2005，Seoul，Korea（South）. IEEE，2005：2842-2845.

[260] ZHAO Y，ZHAO Q，HAO A. Multimodal medical image fusion using improved multi-channel PCNN[J]. Bio-Medical Materials and Engineering，2014，24（1）：221-228.

[261] WANG Z，BOVIK A C，SHEIKH H R，et al. Image quality assessment：from error visibility to structural similarity[J]. IEEE Transactions on Image Processing，2004，13（4）：600-612.

[262] WANG Z B，DE MA Y，GU J. Multi-focus image fusion using PCNN[J]. Pattern Recognition，2010，43（6）：2003-2016.

[263] BURT P，ADELSON E. The Laplacian pyramid as a compact image code[J]. IEEE Transactions on Communications，1983，31（4）：532-540.

[264] WANG G Y，XU X Z，JIANG X Y，et al. A modified model of pulse coupled neural networks with adaptive parameters and its application on image fusion[J]. ICIC Express Lett.，2015.

[265] 杨玲. 多模态医学影像融合方法研究[D]. 西安：西安电子科技大学，2010.

[266] 白永强. 基于模糊逻辑及神经网络的医学图像融合研究[D]. 西安：西安电子科技大学，2010.

[267] ECKHORN R，REITBOECK H J，ARNDT M，et al. Feature linking via synchronization among distributed assemblies：simulations of results from cat visual cortex[J]. Neural Computation，2007，2（3）：293-307.

[268] ZHANG B D，MA Y D，LIN D M，et al. Pathologic region detection algorithm for prostate ultrasonic image based on PCNN[J]. Frontiers in Algorithmics，2007：244-251.

[269] 石美红，张军英，张晓滨，等. 基于改进型脉冲耦合神经网络的图像二值分割[J]. 计算机仿真，2002，19（4）：42-46.

[270] 苗启广，王宝树. 基于局部对比度的自适应 PCNN 图像融合[J]. 计算机学报，2008，31（5）：875-880.

[271] DO M N，VETTERLI M. The contourlet transform：an efficient directional multiresolution image representation[J]. IEEE Transactions on Image Processing，2005，14（12）：2091-2106.

[272] 马艳君. 基于小波变换的医学图像融合技术研究[D]. 青岛：青岛大学，2010.

[273] 马义德，戴若兰，李廉. 一种基于脉冲耦合神经网络和图像熵的自动图像分割方法

[J].通信学报,2002,23(1):46-51.

[274] 田岩,彭复原.数字图像处理与分析.武汉:华中科技大学出版社,2009,12-40.

[275] 朱秀昌,刘峰,胡栋.数字图像处理教程.北京:清华大学出版社,2011,29-35.

[276] 田捷.医学影像处理与分析[M].北京:电子工业出版社,2003.

[277] PLUIM J P W, MAINTZ J B A, VIERGEVER M A. Image registration by maximization of combined mutual information and gradient information[C]// Medical Image Computing and Computer-Assisted Intervention-MICCAI, 2003, 19(8):809-814.

[278] 赵家真.核素断层成像及其应用简介[J].医疗设备信息,2002,17(3):22-24.

[279] 王静云,李绍林.医学影像图像融合技术的新进展[J].第四军医大学学报,2004(20): 1918-1920.

[280] 吴世法.近代成像技术与图像处理[M].北京:国防工业出版社,1997.

[281] 阮春.医学图像融合技术及其应用研究概况[J].医学影像学杂志,2001,11(6): 408-410.

[282] CHEN H M, VARSHNEY P K. Mutual information-based CT-MR brain image registration using generalized partial volume joint histogram estimation[J]. IEEE Transactions on Medical Imaging,2003,22(9):1111-1119.

[283] 王林艳.CT与磁共振图像融合技术的研究[D].南京:南京航空航天大学,2007:1-16.

[284] 李瑞尚.CT与MRI医学图像融合方法研究[D].沈阳:辽宁大学,2011:3-8.

[285] DA CUNHA A L, ZHOU J, DO M N. The nonsubsampled contourlet transform: theory,design,and applications[J]. IEEE Transactions on Image Processing,2006, 15(10):3089-3101.

[286] LI H Y, XU D, ZONG R. Face recognition based on unit-linking PCNN time signature[C] //2009 International Conference on Advanced Computer Control. January 22-24,2009. Singapore,Singapore. IEEE,2009:360-364.

[287] 成礼智,王红霞,罗永.小波的理论与应用[M].北京:科学出版社,2004.

[288] 罗述谦,周果宏.医学图像处理与分析[M].北京:科学出版社,2003.

[289] ORCHARD J. Multimodal image registration using floating regressors in the joint intensity scatter plot[J]. Medical Image Analysis,2008,12(4):385-396.

[290] WANG Z B, DE MA Y, CHENG F Y, et al. Review of pulse-coupled neural networks[J]. Image and Vision Computing,2010,28(1):5-13.

[291] 王宏,敬忠良,李建勋.多分辨率图像融合的研究与发展[J].控制理论与应用,2004, 21(1):145-151.